Winterfit

Winterfit

Bildnachweis: Lizzy Bankhofer
„Die gesunde halbe Stunde“
MEV

ISBN 978-3-7088-0417-0

Autor: Prof. Hademar Bankhofer

Lektorat: Dr. Michaela Knirsch-Wagner

Layout, technische Bearbeitung: Martin Jurkowitsch

Druck: Theiss GmbH, A-9431 St. Stefan

1. Auflage Leoben, November 2007

18,10

Winterfit

Gesund und vital in die kalte Jahreszeit

Prof. Hademar Bankhofer

Inhalt

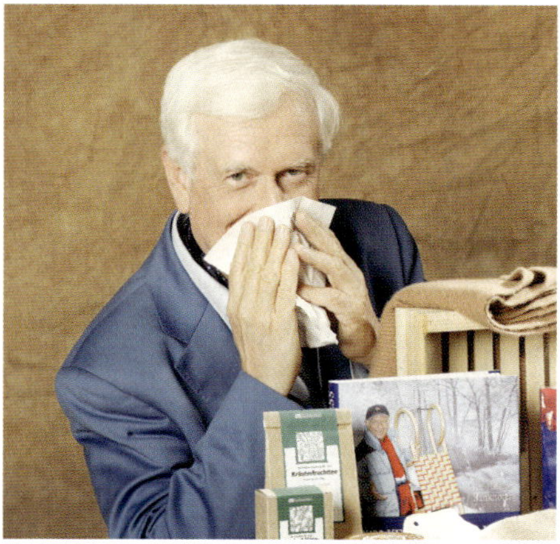

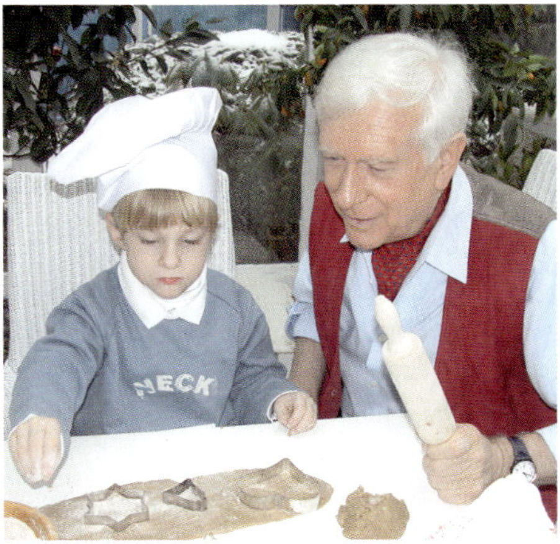

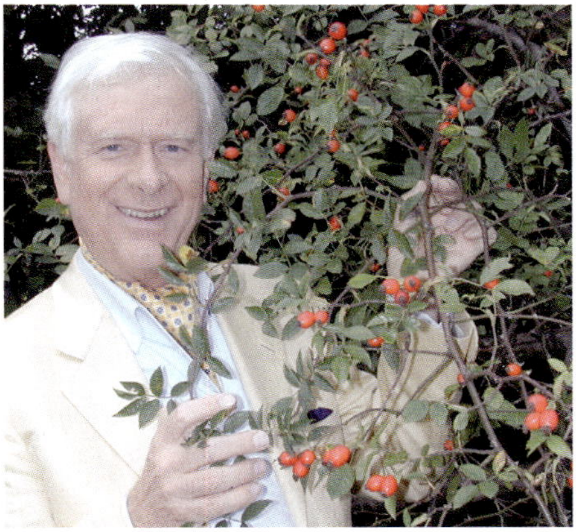

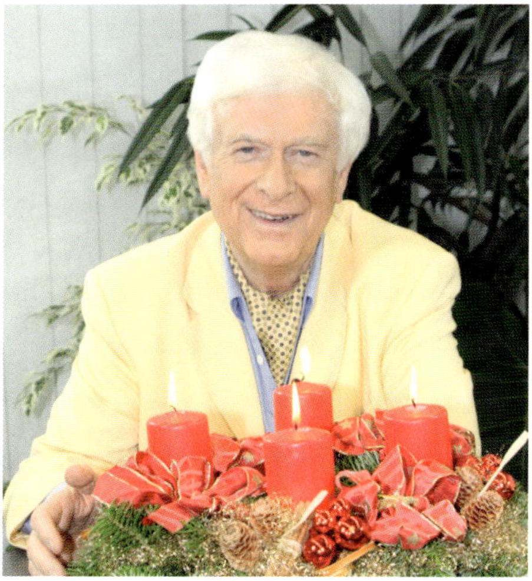

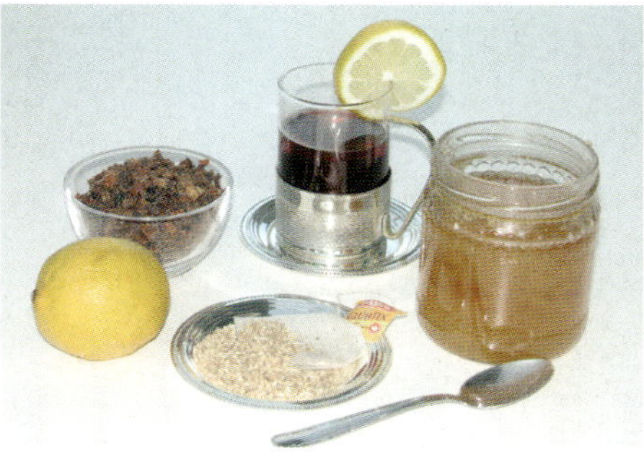

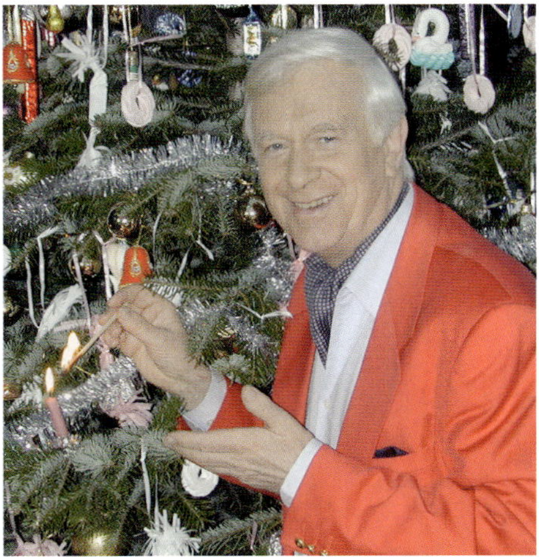

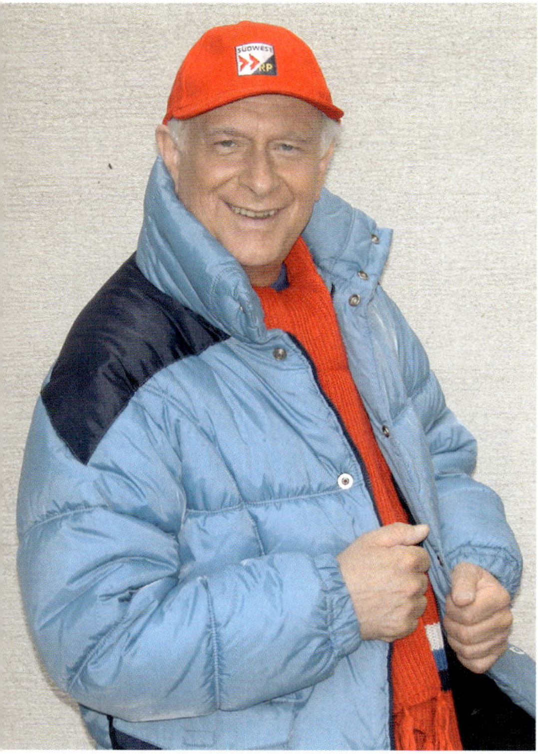

Topfit in den Winter

Schifahrer, Rodelfans und alle, die vom Fremdenverkehr in den Bergen leben, freuen sich auf den Winter. Wer die Kälte und den Schnee nicht mag, fürchtet sich vor den Monaten November bis März. Eine lange Zeit. Viel zu schade, um sich nicht wohl zufühlen. Daher sollten wir uns einmal die Vorteile des Winters vor Augen halten: Denken Sie nur an die glitzernde Schneelandschaft an einem Tag mit azurblauem Himmel. Die Luft ist frei von Pollen. Alle Allergiker können so richtig durchatmen und stärken damit die Atemwege für das pollenreiche Frühjahr. Die Kälte des Winters hilft auch beim Schlankbleiben und Schlankwerden. Wer sich an einem frostigen Tag etwa zwei Stunden im Freien bewegt, der verbrennt – je nach Körpergröße und Körpergewicht – 300 bis 600 Kilokalorien. Außerdem wartet der Winter mit etlichen Höhepunkten auf: der Advent mit den stimmungsvollen Märkten im ganzen Land, Weihnachten, Silvester, Fasching oder Karneval. Zu keiner Jahreszeit ist es schöner, in die Sauna zu gehen, sich in einer Infrarot-Kabine neue Lebenskraft zu holen, sich in einem Thermalbad verwöhnen zu lassen, am offenen Kamin zu sitzen und Tee zu trinken.

Das alles kann man natürlich nur genießen, wenn man topfit in den Winter geht. Und dafür muss man Einiges tun. Nur dann kann man sich vor der Kälte, den Viren, Bakterien und vor den düsteren, sonnenarmen Tagen schützen.

Hier ist mein Wohlfühl-Programm, mit dem Sie topfit in und durch den Winter kommen:

- Trinken Sie auch in der kalten Jahreszeit regelmäßig Wasser. Am besten eineinhalb bis zwei Liter am Tag. Das verhindert, dass Ihre Mund- und Rachenschleimhäute in Räumen mit wenig Luftfeuchtigkeit austrocknen. Trockene Schleimhäute können keine Viren und Bakterien abwehren.

- Achten Sie aber auch in den Räumen, in denen Sie sich aufhalten, auf eine Luftfeuchtigkeit zwischen 45 und 60 Prozent. Sie können das vom einem Hygrometer ablesen. Hängen Sie feuchte Tücher auf, stellen Sie Wasserschalen auf die Heizungskörper oder stellen Sie Luftbefeuchtungsgeräte auf, die allerdings gut gewartet werden müssen. Sonst werden sie zu Bakterienschleudern.

- Achten Sie rund um die Uhr darauf, warme Füße zu haben. Nehmen Sie Fußbäder. Ziehen Sie warme Socken an. Tragen Sie feste Schuhe. Achten Sie aber auch, dass Sie über den Kopf nicht zuviel körpereigene Wärme verlieren. Tragen Sie eine Kopfbedeckung. Kalte Füße und ein kalter Kopf schwächen das Immunsystem.

- Gehen Sie auch an düsteren, sonnenarmen Tagen viel ins Freie, damit Sie natürliches Tageslicht tanken können. Das ist wichtig zur Vorbeugung der Winterdepression. Und wenn Sie sehr unter dem „Winterblues" leiden, dann kaufen Sie eine Vollspektrum-Lampe und lassen Sie das Licht, das einem strahlenden Frühlingstag nachempfunden ist, täglich eine Stunde auf sich einwirken.

- Genießen Sie einmal pro Woche ein Wannenbad mit den ätherischen Ölen wertvoller Heilkräuter wie Rosmarin, Melisse, Kamille, Rosenblüten und Lavendel.

- Achten Sie bei Ihrer täglichen Ernährung darauf, Ihren Körper mit wertvollen Vitalstoffen zu versorgen. Nur so können Sie die Immunkraft stärken und auch stabil und stark bewahren. Dabei ist es wichtig, dass Sie die Vitamine A, C und E, die Mineralstoffe Magnesium, Kalium, Calcium sowie die Spurenelemente Selen, Zink, Molybdän, Mangan und Eisen aufnehmen. Das bedeutet: Genießen Sie Obst und Gemüse aus der Region in allen Farben. Versorgen Sie sich mit Getreide und hochwertigem Fleisch.

Was Sie sonst noch alles beachten und tun müssen, um winterfit zu werden und zu bleiben, das finden Sie in diesem Buch.

Gute Gesundheit wünscht Ihnen

Ihr Hademar Bankhofer

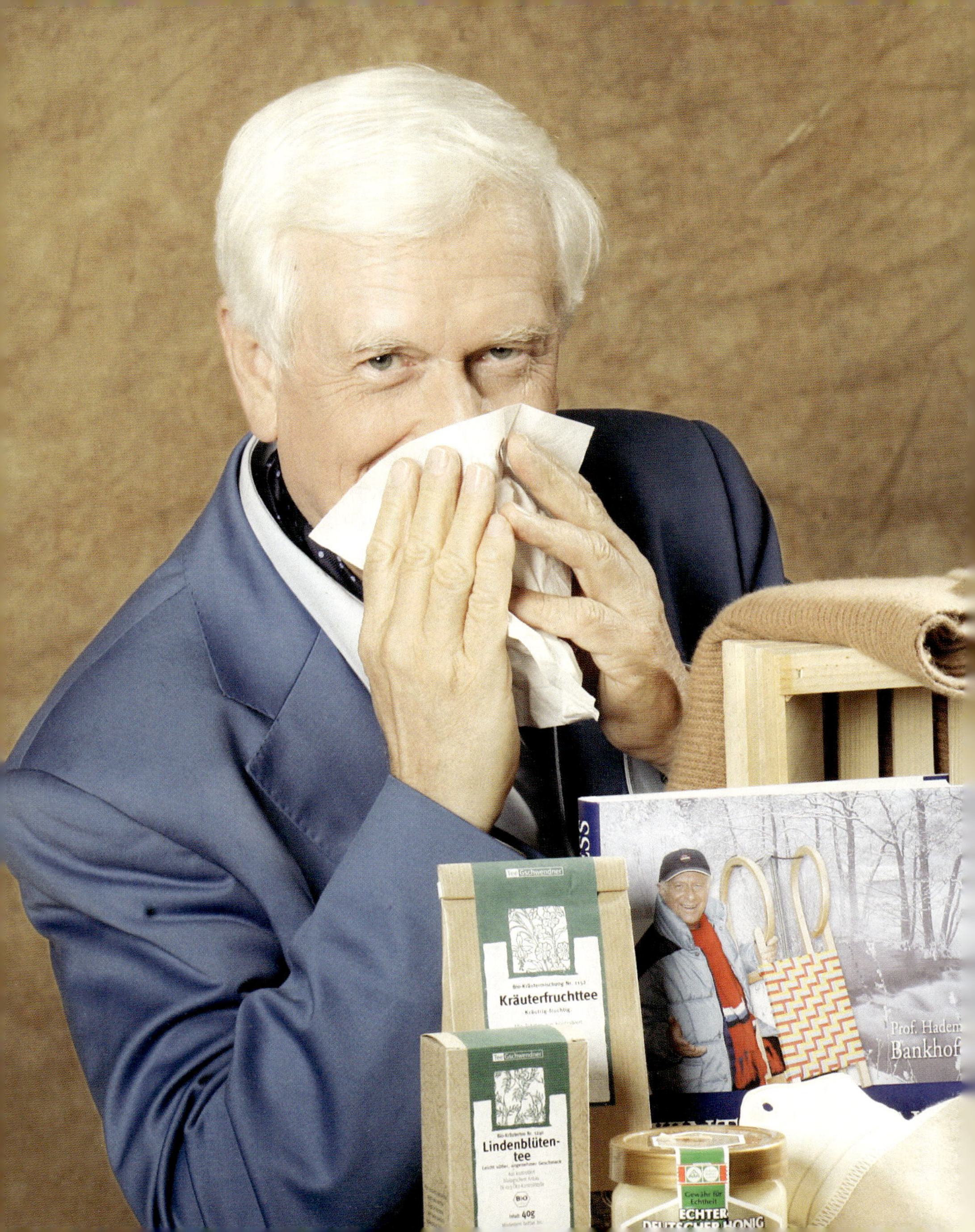
Tee Gschwendner
Kräuterfruchttee
Tee Gschwendner
Lindenblüten-
tee
40g
Prof. Hadem
Bankhof
Gewähr für Echtheit
ECHTER
DEUTSCHER HONIG

Stark machen für den Winter

Vor einigen Wochen noch haben wir laue Sommerabende im Freien genossen, die wärmende Sonne auf unserer Haut gespürt, uns viel im Freien bewegt und die schöne Jahreszeit in vollen Zügen genossen. Nun werden die Tage wieder kürzer, die Temperaturen sinken – und damit oftmals auch unsere Laune. Erkältungskrankheiten, Kopfschmerzen, Migräne, Durchblutungsstörungen, Verspannungen, Verkrampfungen und allgemeines Unwohlsein treten verstärkt auf.

Wir können aber auch dem Winter gute Seiten abgewinnen, indem wir einfach unsere Einstellung ändern, Körper und Geist auf diese kalte und trübe Jahreszeit positiv vorbereiten, um stark und vital für den Winter zu werden!

Dafür finden Sie in diesem Kapitel zahlreiche wirkungsvolle Ratschläge!

So gehen wir den Winterbeginn gleich „stark“ an: Mit einem kraftvollen Immunsystem

Das Schaltzentrum für die Immunabwehr ist die Thymusdrüse, die hinter dem Brustbein sitzt. Vom Rückenmark werden neue Zellen hierher geschleust und wie in einer Schule zu Abwehrzellen herangebildet. Da die Thymusdrüse sich aber schon von der Pubertät an zurückbildet, werden die Leistungen für das Immunsystem immer schwächer und wir müssen alles dafür tun, damit unsere Abwehrzellen aktiv bleiben und Kraft haben.

Wie Sie das Immunsystem bewusst schützen:

- Vermeiden Sie ständigen Stress, Ärger und körperliche Überanstrengung.
- Sorgen Sie für ausreichenden und ungestörten Schlaf.

- Betreiben Sie auch im Winter Sport im Freien! Ideal sind Wandern und Joggen. Und führen Sie dabei auch Atemübungen durch!

- Zudem sollten Sie Ihren Körper mit Kneipp-Anwendungen abhärten. Dazu am besten knietief kaltes Wasser in die Badewanne einlassen oder in einen Eimer füllen – dann wie ein Storch ein bis zwei Minuten im kalten Wasser umher gehen!

Folgende Tipps sind empfehlenswert, um das Immunsystem für den Winteranfang gezielt zu stärken

- Ernähren Sie sich bewusst gesund und essen Sie reichlich Obst und Gemüse. Am besten nehmen Sie über den Tag verteilt fünf kleine Mahlzeiten zu sich, vermeiden zu viel Fett und zu viel Fleisch.

- Versorgen Sie sich reichlich mit Vitaminen, besonders mit den Vitaminen A, Betacarotin, E und C. Am besten jeden Tag zwischen 100 und 200 mg Vitamin C zu sich nehmen – zum Beispiel 3 Orangen, 5 Kiwis, 2 Paprikaschoten oder 3 Gabeln Sauerkraut essen. Wichtig für die Immunkraft ist auch das Vitamin B6, das vor allem in Bananen und Weizenkeimen enthalten ist. (Über die „gesunde" Wirkung von Obst und Gemüse lesen Sie noch mehr im Kapitel „Gesunde Ernährung für den Winter" und in meinem „Gesundheitsadventkalender").

- Wesentlich ist aber auch die Aufnahme der Spurenelemente Zink – enthalten z. B. in einer feinen Hühnersuppe mit Fleischstückchen, Milch und Vollkornprodukten – sowie Selen, das in Meeresfisch und Knoblauch drinnen ist.

- Gehen Sie zudem erkälteten Menschen aus dem Weg und waschen Sie so oft wie möglich Ihre Hände, um Krankheitserreger „abzuspülen".

Wie man mit der Bright Light Energy-Lampe dunkle Tage aufhellt

Während man bei sonnigem Wetter eine Lichteinstrahlung von 100.000 Lux empfängt, beträgt die Lichteinstrahlung an

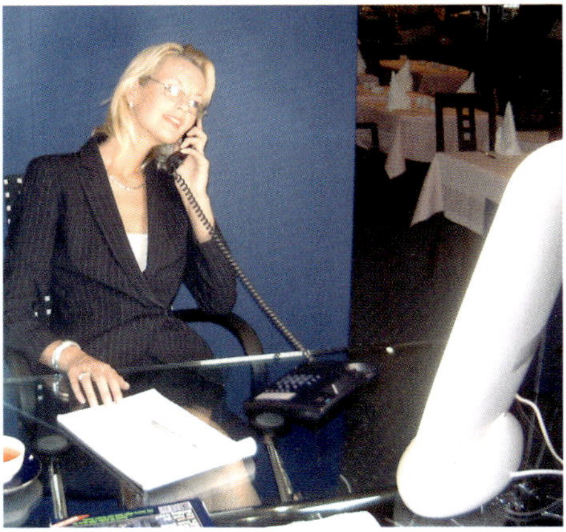

Das Licht der Vollspektrum-Lampe kann die quälende Winterdepression besiegen.

sonnenlosen Herbst- und Wintertagen 1.500 Lux, in der Wohnung sogar nur 500 Lux. Deshalb neigen viele Menschen gerade in der kalten und nassen Jahreszeit, an den düsteren Tagen, an denen wir keine Sonne sehen, zu schlechter Laune, zu Müdigkeit und haben depressive Verstimmungen. Ausgelöst werden diese Störungen durch den oben beschriebenen Mangel an natürlichem Licht, das den Schlaf- und Wachrhythmus des Körpers steuert und auch die innere Uhr. Bekommt man zu wenig natürliches Licht, erzeugt die Zirbeldrüse bereits tagsüber das Schlafhormon Melatonin, das uns müde macht.

Im Gegensatz zur klassischen Depression, bei der man abnimmt, keinen Appetit verspürt und auch nicht schlafen kann, hat man bei der Lichtmangel-Depression ein starkes Schlafbedürfnis und einen Heißhunger auf Süßes.

Diese weit verbreitete gesundheitliche Störung kann man, wie Prof. Siegfried F. Kaspar, Ordinarius für Psychiatrie an der Universität Wien, in langen Studien erforschte, am besten mit einer Lampe mit Vollspektrum- Licht ausgleichen. Die sogenannte Bright Light Energy-Lampe liefert eine Lichteinstrahlung von 2.500 Lux und ist die ideale Stimmungsaufhellung (Apotheken und große Warenhäuser).

Diese von der Philips-Forschung entwickelten Lampen gibt es seit dem Jahr 2002 in großen Warenhäusern und Apotheken. Sie kosten unter 200 Euro, brauchen wenig Strom und sind mit Lampen ausgestattet, die eine Lebensdauer von 10.000 Stunden haben.

Prof. Kaspar empfiehlt zu Beginn der Behandlung einer Lichtmangel-Depression eine tägliche Bestrahlung von rund 1 bis 2 Stunden.

Das Licht der Lampe – bei einer Distanz von 20 Zentimetern erreicht man eine Lichtintensität von 10.000 Lux – wird über Fotorezeptoren der Augen-Netzhaut aufgenommen und an die Zirbeldrüse weitergeleitet. Dadurch werden die guten Laune-Hormone und die Botenstoffe im Gehirn verstärkt.

Nach drei bis sieben Tagen verspürt man die Wirkung dieser Therapie und kann die Behandlungsdauer auf 30 Minuten täglich reduzieren.

Wärme bewirkt in unserem Körper kleine Wunder

Was gibt es an einem eiskalten, klirrend frostigen Tag, an dem Sie bei strahlend blauem Himmel einen wunderbaren Spaziergang in der freien Natur unternommen haben, Schöneres, als in die behaglich warme Wohnung zurückzukehren?

Nun, seit es Menschen gibt, gilt die Wärme als besonders kostbares Gut und ist heute auch Bestandteil zahlreicher Therapien.

Worin liegt das Geheimnis der heilenden Wärme? Ganz einfach: Wärme fördert die Durchblutung der Gefäße. Wärme beseitigt aber auch Schmerzen, weil sie entkrampfend und entspannend wirkt. Außerdem entsteht durch die Wärmezufuhr im Körper ein künstliches Fieber, das Krankheitserreger abtötet und parallel dazu die Abwehrkräfte stärkt.

Was können Sie Ihrem Körper nun im Winter mit Wärme Gutes tun?

- Ein Besuch im Thermalbad beispielsweise ist für all diejenigen empfehlenswert, die unter Wirbelsäulenerkrankungen, rheumatischen Beschwerden und Gelenksproblemen leiden.

- Wer zu Erkältungskrankheiten neigt, dem ist die Sauna ans Herz zu legen. Hier werden sämtliche Stoffwechselvorgänge angekurbelt, die natürlichen Abwehrkräfte werden gestärkt, ebenso wie Herz und Kreislauf. Stress und Nervosität schwinden. Aber Achtung: Das Saunieren ist bei Venenerkrankungen ebenso wie bei allen Herz-Kreislauferkrankungen verboten und man sollte auch niemals erkältet die Sauna aufsuchen.

- Rotlicht-Bestrahlungen eignen sich für all jene, die unter rheumatischen, chronischen Beschwerden wie Gelenk- und Muskelschmerzen leiden, denn durch die Bestrahlung entsteht eine tiefgehende Erwärmung und die bestrahlten Körperstellen werden besser durchblutet.

- Auch viele Salben, Cremes und Tinkturen zum Einreiben wirken nach dem Prinzip der Wärme und aktivieren die Durchblutung.

- Oder aber Sie genießen die Wärme ganz „klassisch“ in einem Wannenbad mit herrlichen Kräuterzusätzen aus der Apotheke. Für Heilzwecke sollte man 20 Minuten in der Badewanne im warmen Wasser liegen, dann abtrocknen und 1 Stunde im Bett nachschwitzen.

- Gerade Kinder sind im Winter besonders häufig krank, haben mehrere Erkältungen und ständig eine rinnende Nase. Beherzigen Sie bitte folgende Tipps: Achten Sie im Winter darauf, dass die Heizung in der Wohnung nicht zu warm eingestellt ist, denn bei zu hohen Raumtemperaturen trocknen die Schleimhäute aus und können Krankheitserreger nicht abwehren. Während Kinder in der Wohnung nicht zu warm angezogen sein sollten, kleidet man sie im Freien am besten in Schichten: also Unterwäsche, Shirt, erster Pullover, zweiter Pullover. Die Luftschichten dazwischen regulieren Wärme und Kälte.

- Nicht zuletzt gibt es die mit heißem Wasser gefüllte Gummi-Wärmeflasche. Sie ist übrigens auch eine wohltuende Hilfe bei Verdauungsstörungen.

Heilende Kräfte aus dem Moor für kalte Tage

Der Trend zur Naturmedizin ist in der Bevölkerung nach wie vor deutlich im Zunehmen.

Eine erstaunliche Wirkung bestätigt die moderne Medizin auch dem Heilmoor: Man kann darin baden. Man kann es auflegen und man kann es trinken. So lassen sich viele alltägliche Beschwerden, chronische und akute Leiden speziell im Winter wirkungsvoll behandeln.

Österreich verfügt über ein besonders wertvolles Moor im oberösterreichischen Neydharting. Seit mindestens 30.000 Jahren versinken im Heilmoor Neydharting Blüten, Blumen, Heilkräuter, Gräser und andere Pflanzen. Über 400 verschiedene Arten bilden die Basis für diesen organischen „Moor-Cocktail".

In alten Zeiten sind die Menschen auf die Heilkraft des Moores aufmerksam geworden, weil sie Tiere beobachtet haben, die im Moorwasser gebadet, dieses

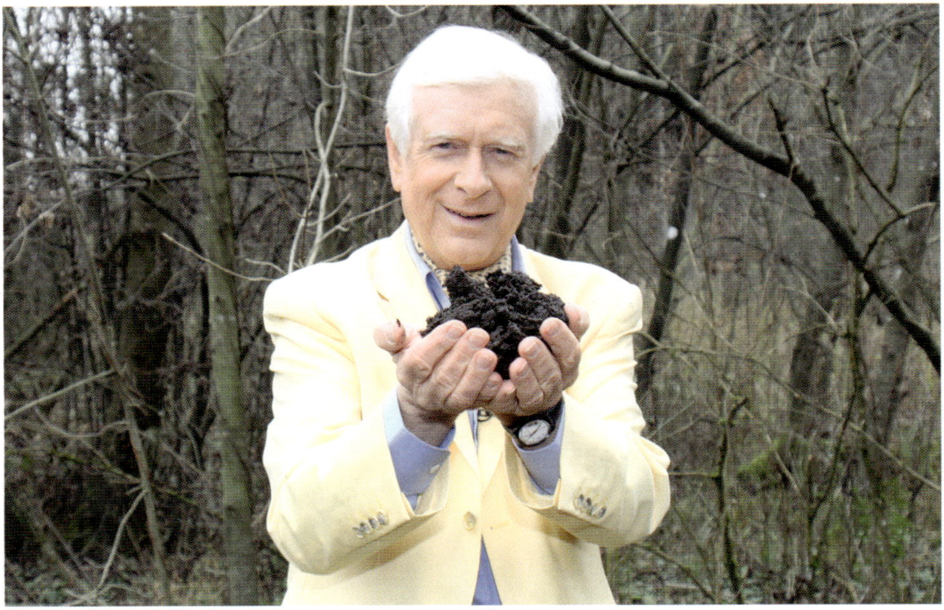

Prof. Bankhofer zeigt es vor Ort: So sieht es aus – das heilsame Neydhartinger Moor, das man als Schwebstoff-Moor-Bad, als Vital-Packung und als Heilmoor-Trinkkur nützen kann.

auch getrunken und Moor gefressen haben, wenn sie verwundet waren oder Verdauungsprobleme hatten. Der Arzt und Naturheiler Paracelsus war vor fast 500 Jahren der erste, der den Menschen das Moor zu therapeutischen Zwecken empfohlen hat.

Durch das Heilmoor gelangt eine natürliche Wirkstoffkombination aus hochwirksamen Natursubstanzen in den Körper, die man im Volksmund oft auch als „schwarzes Gold" bezeichnet hat. Die Wissenschaft spricht von Peloiden.

Man findet im Heilmoor Mineralstoffe und Spurenelemente wie Calcium, Magnesium, Eisen, Phosphate, Schwefel, aber auch pflanzliche Hormonstoffe. Dazu kommen entzündungshemmende Stoffe und antibiotisch wirkende Huminsäuren.

- Univ. Prof. Dr. Wolfgang Marktl hat in einem Gutachten nachgewiesen, dass man mit dem Neydhartinger Moor bei Erkrankungen des Bewegungs-Apparates, bei Frauenleiden, Hautreizungen und Störungen im Verdauungstrakt beachtliche Behandlungserfolge erzielen kann.

- Univ. Prof. Dr. Dr. Johannes Huber von der Wiener Frauen-Universitätsklinik bestätigt, dass die Stoffe im Moor den Hormonhaushalt des weiblichen Organismus positiv beeinflussen: „Natürliche Östrogene sind chemisch nachgebauten immer vorzuziehen."

- Und so wendet man das Neydhartinger Moor in der Praxis zuhause an: Man nimmt ein Schwebstoff-Moorbad in der Wanne, das auch als Heilmoor Vital Bad bezeichnet wird. Man badet bei 37 Grad Celsius und sollte danach im Bett ruhen. So ein Bad eignet sich bei Rheuma und anderen Erkrankungen des Bewegungsapparates, bei Frauenleiden, gegen Hautprobleme, aber auch gegen seelische Belastungen und Stress.

- Die Heilmoor Vital Packung: Man legt das Heilmoor in Einweg-Vliestaschen auf die entsprechenden Körperteile auf. Dadurch gelangen Substanzen in die Haut, die die Durchblutung und die Selbstheilkräfte fördern, Entzündungen hemmen und Schmerzen lindern.

- Für viele neu ist zweifelsohne die Heilmoor Trinkkur. Man verrührt als Tagesdosis 3 Teelöffel Moorextrakt in ein Glas Wasser und trinkt langsam in kleinen Schlucken. Diese innere Anwendung eignet sich gegen Sodbrennen, Müdigkeit, gegen Eisenmangelzustände, zudem gegen eine chronische Entzündung der Magenschleimhaut, gegen Übersäuerung des Magens, Magengeschwüre und andere Beschwerden des Verdauungstraktes. Die Heilmoor-Trinkkur hilft auch schnell bei Stress und Probleme mit Haaren, Haut und Nägeln lassen sich damit erfolgreich behandeln. Trinkkur, Packung und Bad aus dem Neydhartinger Moor gibt es in der Apotheke.

Gesund und fit mit Infrarot

Wärme ist besser als jede Schmerztablette. Und die Königin der Wärme-Therapie ist die Infrarot-Wärme-Behandlung.

Das Besondere an Infrarot lässt sich am Beispiel unserer Sonne erklären: In den Sonnenstrahlen befindet sich ein hoher Anteil an Infrarot-Strahlen. Sie werden von uns Menschen nicht als Licht, sondern als Wärme wahrgenommen. Man stellt sich an einem kalten Wintertag ins Freie. Solange keine Sonne scheint, frieren wir in der kalten Luft. Kaum aber sendet die Sonne ihre Strahlen zur Erde, wird uns in der Kälte draußen angenehm warm. Sobald Infrarot-Strahlen der Sonne auf die Haut auftreffen, werden sie sofort in Wärme umgesetzt, regen die Durchblutung an und senden die Wärme ganz schnell in die Körperzellen weiter. Und von dort wird der Körper dann von innen her aufgeheizt.

Diesen Mechanismus nützt man in einer Infrarot-Kabine. Die Wärme wird nicht von den Wänden über die Luft auf die Haut weitergeleitet. Sie entfaltet sich sofort, sobald die Infrarot-Strahlen die Haut erreicht haben, in den Körperzellen.

Allerdings: Infrarot muss von besonderer Qualität sein! Der Tiroler Luis Schwarzenberger hatte in den neunziger Jahren eine geniale Idee, die er zum Weltpatent anmeldete und die heute die modernen, wirksamen Infrarot-Kabinen prägt. Es ist die Physiotherm-Technologie. Die Infrarot-Strahlungswärme kommt aus Keramikröhren, die mit Lavasand gefüllt sind. Hier wird eine ganz natürliche Wärme erzeugt, die schon bei niedrigen und genussvollen Temperaturen eine hervorragende Wirkung erzielt.

Man erwärmt den Körper über die Wirbelsäule und über die Beine bei 35 bis 37 Grad Celsius. Diese Niedrigtemperatur erfüllt den ganzen Körper mit wohliger Wärme; man erlebt ein gesundes Schwitzen.

Die sanften Temperaturen sind für jedes Alter angenehm und leicht erträglich und haben folgende gesundheitliche Effekte: Der Kreislauf wird angekurbelt, die Blutgefäße bleiben länger elastisch und jung. Giftstoffe und Stoffwechsel-Müll werden rasch aus dem Körper abtransportiert. Das Immunsystem wird gestärkt. Der gesamte Körper wird optimal mit Sauerstoff versorgt. Die Muskeln werden entspannt, Verkrampfungen im körperlichen und seelischen Bereich harmonisch abgebaut.

Der Arzt und Leiter des Institutes für Wärme- und Immuntherapie in Wien, Dr. Ralf Kleef, betont, dass man mit regelmäßiger Infrarot-Strahlung sehr wirkungsvoll Arthrosen und Athritis sowie Weichteilrheuma, Wirbelsäulenleiden, Asthma, Bronchitis, Schmerzzustände, Stress und Muskelverspannungen behandeln kann.

Für die meisten Menschen aber liegt die Bedeutung einer Pysiotherm-Kabine in der Prävention: Die Wärme der Infrarot-Kabine wirkt gegen Stress und trägt dazu bei, nicht krank zu werden oder um sich bei chronischen Störungen besser zu fühlen.

Das erfreuliche Ergebnis einer wissenschaftlichen Studie von Dr. Ralf Kleef im Jahr 2005 in Wien: Man kann mit dieser Art der Bestrahlung Medikamente einsparen und viele Beschwerden ohne Nebenwirkungen mildern: Die allgemeine Immunkraft wird aufgebaut, das Wohlbefinden verstärkt, Bluthochdruck kann gesenkt werden, die Körpertemperatur steigt an und damit werden wertvolle Selbstheilkräfte aktiviert.

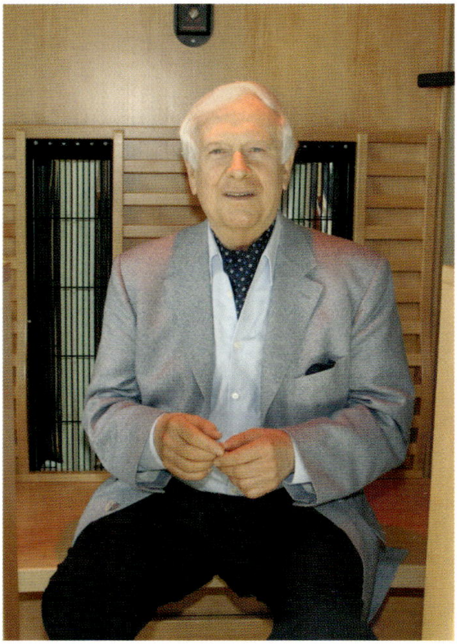

Prof. Bankhofer geht im Winter fast täglich in die Infrarot-Kabine. Er hält sehr viel von der stärkenden und aufbauenden Kraft der Infrarot-Strahlen.

Die interessanteste Botschaft war aber jene, dass man während einer Sitzung von 10 bis 20 Minuten in der Kabine jede Menge Glückshormone produziert. Man fühlt sich fit und glücklich wie nach dem Joggen!

Mit Eukalyptus und Teebaumöl die Atemwege schützen

Im Winter sind unsere Atemwege sehr oft gefährdet, Husten und Bronchitis quälen viele Menschen. Zu diesen Erkrankungen trägt u.a. nicht nur das kalte und nasse Wetter bei, sondern auch die Luftverschmutzung durch Autoabgase oder die schlechte und trockene Luft in den Räumen.

Ein erwachsener Mensch hat rund 300 Millionen Lungenbläschen, die ihn mit lebenswichtigem Sauerstoff versorgen. Die Gesamtfläche all dieser Lungenbläschen entspricht der Größe eines Fußballfeldes. Bei jedem Infekt, der nicht richtig ausheilt, geht wertvolles Lungengewebe verloren und das Atemfeld des Menschen wird immer kleiner.

Sie sollten daher regelmäßig die Kapazität Ihrer Atemwege mit zwei einfachen Übungen messen: Wenn Sie einen Schlager im Radio, ohne außer Atem zu kommen, mitsingen können, oder wenn Sie fähig sind, aus der Entfernung von einem Meter eine brennende Kerze auszublasen, sind Ihre Atemwege in Ordnung. Gelingt Ihnen dies nicht, sollten Sie Ihren HNO-Arzt aufsuchen!

Wie Sie Ihre Atemwege im Winter vorbeugend schützen können:

- Stärken Sie mit einer Salbei-Tee-Kur, die allerdings nicht länger als drei Tage dauern sollte, da dieser Tee zahlreiche Bitter- und Gerbstoffe enthält, Ihre Atemwege. Dazu am Morgen einen Liter kaltes Wasser zustellen, 2 gehäufte Esslöffel Salbeiblätter aus der Apotheke dazugeben, zum Kochen bringen und 3 Minuten kochen lassen. Durchseihen, etwas abkühlen lassen, einen viertel Liter gleich trinken, den Rest über den Tag verteilt (in einer Thermosflasche aufbewahren!).

- Kindern am besten bei den ersten Anzeichen von Husten oder Bronchitis mit einer Propolissalbe, Eukalyptustinktur oder asiatischem Tigerbalsam Brust und Rücken einmassieren.

- Ein besonders effektives Mittel für die Atemwege ist das Inhalieren. Die klassische Methode: Man verwendet einen Küchentopf oder Kunststoff-Inhalator aus der Apotheke, träufelt 20 bis 30 Tropfen Eukalyptusöl oder Teebaumöl hinein, dann gießt man mit einem Viertel bis einem halben Liter heißem Wasser auf und atmet 10 Minuten diese Dämpfe ein. Eukalyptus stärkt die Atemwege und wirkt entzündungshemmend.

- Ist man bereits erkältet, am besten 2 bis 3 mal am Tag inhalieren, danach aber auf keinen Fall ins Freie gehen, sondern idealer Weise ins Bett! Besser ist es auch beim Inhalieren – statt sich eine Decke über den Kopf zu legen (die große Hitze kann zu Kreislaufproblemen führen) – einen Schirm über den Kopf zu halten.

Zudem gibt es aber auch noch einige andere Methoden des Inhalierens:

- Einen Teller oder eine Schale im Raum mit Wasser füllen, 30 Tropfen Eukalyptus-Tinktur oder Teebaumöl einfüllen, die ätherischen Öle im Raum wirken befreiend auf die Atemwege. Ist man unterwegs, einfach mehrmals täglich 5 Tropfen Eukalyptus- oder Teebaumöl in ein Stoff-Taschentuch geben und daran riechen.

- Auch die Zwiebel leistet beim Inhalieren gute Dienste: Zwiebel in Würfel schneiden, in heißes Wasser geben und aufkochen lassen, dann für etwa 10 Minuten die ätherischen Dämpfe einatmen.

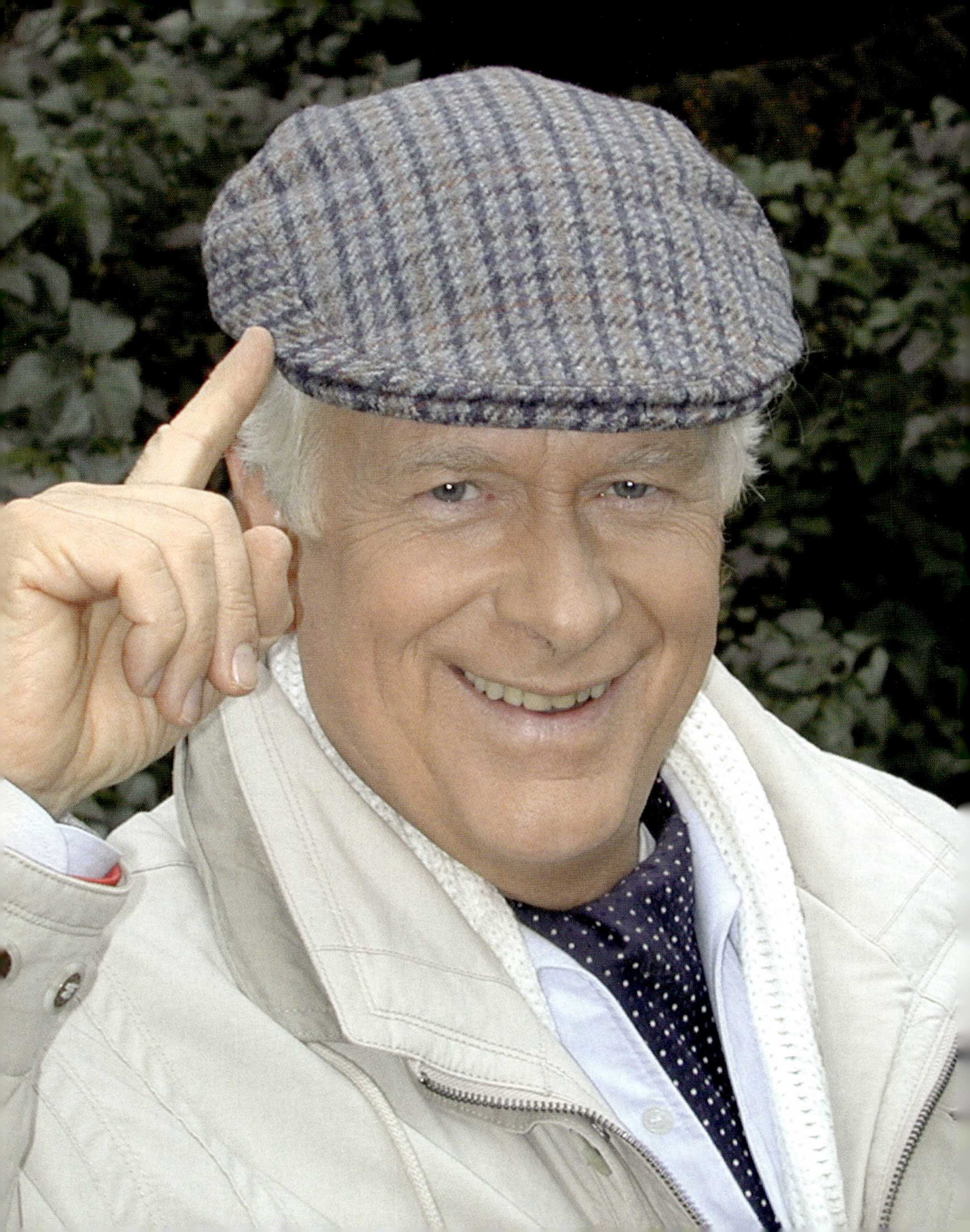

So meistern Sie häufig auftretende Winterkrankheiten

Gehören auch Sie zu den Menschen, die in der kalten Jahreszeit viel öfter als sonst erkältet sind oder häufiger unter chronischen Beschwerden leiden? Unser Körper ist zwar im Winter größeren Belastungen von außen ausgesetzt als in anderen Jahreszeiten, Sie können aber mit den Ratschlägen dieses Kapitels im Winter mehr – und auf natürliche Weise – für Ihre Gesundheit tun!

Wie Sie bereits der ersten Erkältung den Kampf ansagen können

In manchen Perioden im Winter sind fast alle erkältet – Milliarden von Viren werden jeden Tag von einem zum anderen übertragen.

So schützen Sie sich am besten:

- Wenn Sie nach Hause kommen, sollten Sie zu aller erst die Mund- und Rachenhöhle von allen Krankheitserregern befreien, die sich im Laufe des Tages angesammelt haben. Denn: Eine Untersuchung der Weltgesundheitsorganisation (WHO) hat ergeben, dass die meisten Erkältungsviren über den Mund in unseren Organismus gelangen. Deshalb: Entweder mit 15 Tropfen Propolis-Tinktur (Apotheke, Reformhaus), die in lauwarmes Wasser verrührt wurden, gurgeln, mit 1/16 Liter purem Aloe-Vera-Saft oder mit Salbeitee.
- In „Schnupfen- und Hustenzeiten" öfter als sonst die Hände waschen, vor allem nach dem Kontakt mit erkälteten Menschen.
- Um sich gegen die Ansteckungsgefahr abzuhärten, am besten zweimal pro Woche in die Sauna gehen, einmal in der Woche ein heißes Wannenbad genießen oder morgens „kneippen" (Lesen Sie mehr dazu auf Seite 16).

Sollten Sie sich allerdings bereits abgeschlagen und müde fühlen, Glieder- und Kopfschmerzen einsetzen, können Sie mit einer Blitz-Kur gegen Erkältungen die Virengefahr noch relativ rasch in den Griff bekommen.

Die bewährten, wirksamen Tipps dieses rapiden „Abwehrprogramms“ finden Sie in meinem Gesundheits-Advent-Kalender „Nummer 7“ auf der Seite 69.

Hier „blüht“ Ihrer Gesundheit Wirkungsvolles: Die Naturarzneien

Wenn die erste Schnupfen- und Grippewelle ins Land zieht und wir von erkälteten Menschen umgeben sind oder uns vielleicht sogar selbst angesteckt haben, kann man zu einer Reihe von Naturarzneien greifen und damit sehr gute Heilerfolge erzielen.

Ich stelle Ihnen im Folgenden einige wichtige Natursubstanzen vor:

Aloe Vera

Schon Nofretete und Cleopatra wussten um die Wirkung der Aloe vera, ein Liliengewächs, das in vielen exotischen Ländern als „Wüstenlilie“ bezeichnet wird. Sie stärkt unsere natürlichen Abwehrkräfte, gerade in Grippe-Zeiten ist dies sehr wichtig.

Was macht diese Pflanze nun so wertvoll für unsere Gesundheit? Sie enthält 160 Wirkstoffe, Hauptwirkstoff ist das Acemannan, ein langkettiges Zuckermolekül, das der Mensch nur in der Pubertät selbst herstellen kann. Es wirkt gegen Bakterien, Pilze und Allergien.

In der Kosmetik und Naturmedizin verwendet man den Saft und das Gel aus den Außenblättern der Aloe vera. Den Saft erhält man in Apotheken, Reformhäusern und Drogerien, man muss streng darauf achten, dass dieser keine Konservierungsstoffe enthält und dass er aus biologisch angebauten Pflanzen gewonnen wird!

Und so können Sie Ihre Immunkraft durch die „Wüstenlilie“ aufbauen:

- Dazu 3 bis 6 Wochen lang jeden Tag 1/16 bis 1/8 Liter Aloe-vera-Saft trinken.
- Und wenn Sie am Abend müde sind und rasch fit werden wollen, hilft folgender „Cocktail“: 5 Esslöffel Aloe-vera-Saft mit 8 Esslöffel Kefirmilch, 4 Esslöffel Maracuja-Saft, 8 Esslöffeln Karottensaft und 1 Teelöffel Zitronensaft mischen und in kleinen Schlucken langsam trinken.

Eberraute-Tee

Mit einem Kräutertee die Abwehrkräfte natürlich stärken? Ja, dies ist mit der Eberraute möglich. Was ist das Wertvolle an diesem Heilkraut? Zum einen einmal ist die gesamte Pflanze reich an dem Hauptwirkstoff Eberrautin – einem ätherischen Öl – zum anderen enthält sie aber noch Bitterstoffe, Gerbstoffe, Rutin, Cumarin und Abrotin. Besonders inhaltsreich sind die Blattspitzen und die Triebe.

In einer Studie der Universität Köln hat man die Wirksamkeit von Eberrautin und den anderen Inhaltsstoffen nachgewiesen: 27 Eishockey-Spieler, die berühmten Kölner Haie, tranken über einen Zeitraum von 3 Monaten – während der harten Trainingszeit – Eberrautetee und konnten damit das Infekt-Risiko erheblich senken.

Und so wird der Eberraute- oder Erberrautintee – zubereitet (Man erhält ihn in der Apotheke:

- 1 Teelöffel getrocknete Triebe und Blattspitzen mit einer Tasse heißem, aber nicht mehr kochendem Wasser übergießen, 3 bis 5 Minuten ziehen lassen, dann durchseihen. Man trinkt 2 – 3 Tassen ungezuckerten Tee pro Tag – und das über einen Zeitraum von 8 Wochen. Dann sollte man gut abgehärtet gegen Infektionen sein!

Umckaloabo

Was steckt hinter diesem seltsam anmutenden, schwer auszusprechenden Namen? Nun, die Umckaloabo ist das Wurzelextrakt aus der südafrikanischen Kapland-Pelargonie. Die Heilkraft dieser Wurzel wurde von einem an Tuberkulose erkrankten Engländer namens Charles Henry Stevens entdeckt, der das Rezept aus der Zulu-Medizin kennen lernte und geheilt wurde.

Diese Naturarznei eignet sich vor allem dann, wenn man sich im Winter eine Erkältung mit Atemwegsproblemen eingehandelt hat, insbesondere eine virale Erkrankung, wo Antibiotika nicht die richtige Wahl sind, weil sie nur gegen Bakterien wirken.

Hier ist die Umckaloabo-Wurzel eine hervorragende Alternative. Pharmakologische Untersuchungen haben ergeben, dass das Wurzelextrakt ein enorm breites Wirkspektrum bei Atemwegser-

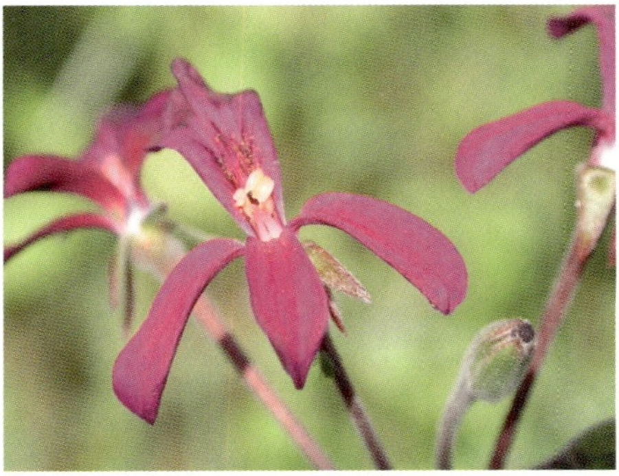

Und so sieht sie aus, die südafrikanische Kapland-Pelargonie: Ihre Umckaloabo-Wurzel ist einer der erfolgreichsten und wirksamsten Naturarzneien gegen Infekte der oberen und unteren Atemwege.

krankungen hat. Das Pflanzen-Extrakt verstärkt nicht nur die Virenabwehr, sondern verhindert auch die Vermehrung von Bakterien. Außerdem wirkt es schleimlösend und erleichternd.

Insgesamt 20 klinische Untersuchungen an über 6.000 Patienten haben positive Heilungsergebnisse gezeigt. Das Wurzelextrakt, das Sie in der Apotheke erhalten, ist gut verträglich, Nebenwirkungen und Allergien sind nicht bekannt.

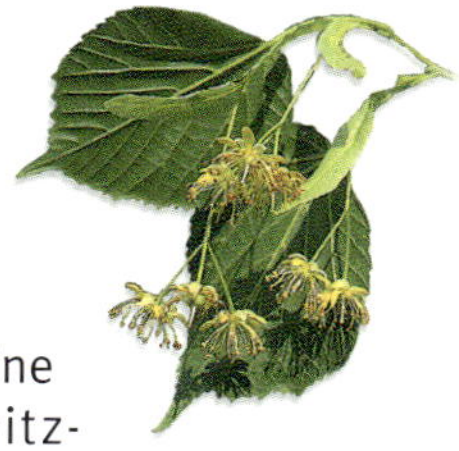

Lindenblüten

Die Lindenblüte ist Ihr Vitalelixier gegen Erkältungen: Denn man kann eine Lindenblüten-Schwitzkur bestens einsetzen, wenn man bereits erkältet ist und schnell wieder gesund werden möchte. Hier das Rezept: 2 Teelöffel Lindenblüten aus der Apotheke mit kochendem Wasser übergießen, 10 Minuten zugedeckt ziehen lassen, durchseihen und sehr warm trinken.

Vorbeugend kann man Lindenblütentee folgendermaßen zubereiten: 8 gehäufte Teelöffel Lindenblüten mit 1 Liter kochendem Wasser übergießen, 10 Minuten zugedeckt ziehen lassen, abseihen, mit Honig süßen und mehrmals täglich 1 Tasse warm trinken. Dieser Tee hat sich auch bei schwachen Nerven bewährt.

Für alle diejenigen, die unter Stress leiden, eignet sich ein Lindenblütenbad. 300 – 500 Gramm Lindenblüten in 4 Liter Wasser aufkochen, durchseihen und ins heiße Badewasser einfließen lassen. 25 Minuten darin baden!

Winterwellness für die gesunde Nase ...

Durch die trockene Luft in überheizten und klimatisierten Räumen kommt es oft vor, dass man ausgetrocknete Nasenschleimhäute hat, die ein richtiger Tummelplatz für Viren und Bakterien sind.

Deshalb sollten Sie in der kalten Jahreszeit unbedingt darauf achten, dass Ihre Nasenschleimhäute immer gut durchfeuchtet sind – auf diese Weise können Sie auch einen chronischen Schnupfen verhindern.

- Sie benötigen als vorbeugende Maßnahme den Nasicur-Spray für die Nase aus der Apotheke, der zwei spezielle Inhaltsstoffe enthält: eine physiologische und mineralische Salzlösung sorgt dafür, dass die Nasenschleimhäute angenehm befeuchtet und vorhandene krustige Beläge gelöst werden. Zudem enthält der Spray den Inhaltsstoff Dexpanthenol, eine Teilsubstanz vom Co-Enzym A. Er fördert eine rasche Regeneration der angegriffenen, entzündeten Nasenschleimhaut.

- Am besten viermal täglich 1 bis 2 Sprühstöße nehmen und dabei einatmen: So erreichen Sie sehr rasch eine Verbesserung der Nasenatmung – denn vorbeugen ist besser als – siehe unten!

... und die richtige Hilfe für die bereits rinnende, rote oder verstopfte Nase

So, jetzt hat es Sie also leider doch erwischt! Ihre Nase macht Ihnen gesundheitliche „Sorgen“, weil sie entweder rinnt – Sie den typischen Schnupfen haben – verstopft ist oder so rot wie jene von „Rudolph the red nosed rendear“, dem rotnasigen Rentier aus dem gleichnamigen, bekannten Weihnachtslied!

In allen diesen Fällen sollten Sie sofort folgende Ratschläge beherzigen:

Wenn Ihre Nase rinnt

- Verwenden Sie bitte aus hygienischen Gründen immer Papiertaschentücher und entsorgen Sie diese sofort.

- Essen Sie wenig frisches Obst, dafür Trockenfrüchte und trinken Sie vor dem Zubett-Gehen 1 Tasse Rosenblütenblätter-Tee (Apotheke) mit 2 Teelöffeln Melissengeist und 2 Teelöffeln Honig.

- Reiben Sie Ihre Nase mehrmals täglich mit Propolis-Salbe aus der Apotheke ein.

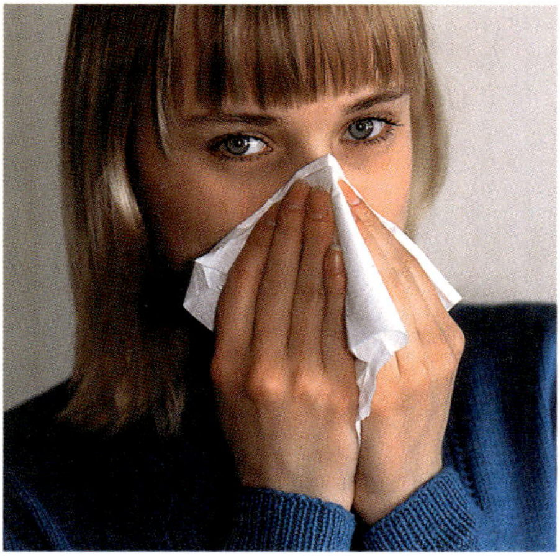

Wenn Ihre Nase verstopft ist

- Wattestäbchen in Olivenöl tauchen und damit die Nasenlöcher einreiben.

- Kauen Sie minutenlang Trockenfrüchte oder trockenes Vollkornbrot, so löst sich der Schleim in der Nase leichter.

- Trinken Sie drei Tage lang jeweils über den Tag verteilt 1 Liter Salbeitee.

- Eine große Zwiebel zerhacken, die Stücke in 2 Liter kochendes Wasser geben und durch Mund und Nase die aufsteigenden Zwiebeldämpfe einatmen.

- Sie sollten mehrmals am Tag – vor allem am Abend vor dem Schlafen gehen – ein wenig asiatischen Tigerbalm, den Sie in der Apotheke erhalten, unter die Nasenlöcher reiben. Dann spüren Sie sofort Erleichterung!

Und zu guter Letzt Ratschläge für die gerötete Nase

- Rühren Sie in 1/2 Liter warmes Wasser 5 – 8 Esslöffel Apfelessig, tauchen Sie dieses Gemisch in einen Wattebausch, drücken Sie ihn etwas aus und legen Sie diesen dann für etwa 5 Minuten auf Ihre Nase. Diesen hilfreichen Tipp aus Großmutters Zeit können Sie mehrmals am Tag anwenden.
- Bereiten Sie Zinnkrauttee (1 Esslöffel Zinnkraut aus der Apotheke mit einer Tasse kaltem Wasser über Nacht ansetzen, am Morgen aufwärmen und durchseihen) zu – mehrmals am Tag mit einem Leintuch und dem Zinnkraut die Nase waschen.
- Cremen Sie Ihre Nase mit einer hochdosierten Vitamin E-Salbe aus der Apotheke ein.

Mit natürlichen Nährstoffen gegen Rheuma-Schmerzen

Millionen Rheuma-Patienten müssen speziell im Winter auf Grund des Wetters Schmerzen ertragen. Die meisten bekommen von ihrem Arzt regelmäßig Schmerztabletten verschrieben.

Man weiß aber, dass ein Teil der Medikamente mit der Zeit den Magen angreift, die Nieren und die Leber belasten.

Aus diesem Grund war es an der Zeit, eine natürliche Alternative in der Rheuma-Behandlung zu schaffen. Die internationale Medizin blickt mit Spannung auf das österreichische Institut für Nährstoff-Therapie in St. Michael im Lungau (Salzburg Land). Hier hat man die Rheuma-Basan-Therapie entwickelt.

Biologen, Pharmazeuten, Ärzte und Ernährungsmediziner sind im Rahmen eines Forschungs-Teams zu dem Schluss gekommen, dass Rheuma großteils von der Ernährung abhängig ist. Störungen im Nährstoff-Haushalt führen zwangsläufig zu Störungen im Stoffwechsel. Darin liegt der Schlüssel zu der neuen Therapie. Das Stoffwechsel-Gleichgewicht muss wieder hergestellt werden. Stress und falsche Ernährung machen sauer. Der Körper greift also auf seine Basen-Reserven in den Knochen zurück und schwächt sie. So werden rheumatische Beschwerden gefördert.

Welche Nährstoffe und Vitalstoffe braucht nun der Rheuma-Patient?

- Er braucht biologische Feuerlöscher, die Entzündungen im Körper bekämpfen. Dazu zählen die Vitamine C, B 6 , Folsäure und E, die Mineralstoffe Magnesium, Selen, Zink, Kupfer, Calcium.
- Er sollte basische Substanzen zu sich nehmen, damit der Säure-Basen-Haushalt wieder in Ordnung kommt.

Entsäuern baut Säurekristalle in den Gelenken ab und lindert Rheuma-Schmerzen.

- Die Gelenksknorpel müssen regeneriert und geschützt werden. Dazu benötigt der Körper den natürlichen Knorpelbaustein Glucosamin-Sulfat. Und damit die Bildung von Gelenksflüssigkeit angeregt wird, ist Chondroitinsulfat notwendig.

- Der Rheuma-Patient ist in den meisten Fällen mit Schwermetallen belastet. Diese giftigen Stoffe müssen ausgeleitet werden. Dazu ist für den Körper nicht nur reichlich Flüssigkeit, sondern auch Zink und Alpha-Linolsäure notwendig.

- Schließlich soll der Rheuma-Patient einen Cocktail aus B-Vitaminen zum Schützen und Stärken der Nerven, aber auch zum Abbau von Rheuma-Beschwerden zu sich nehmen.

Diese Fülle an Vitalstoffen wird im Rahmen der neuen Rheuma-Basan-Therapie als Kombination zugeführt. Man nimmt vormittags und nachmittags jeweils 2 Rheuma-Basan-Kapseln (Apotheke) der umfangreichen Nährstoff-Mischung zwischen den Mahlzeiten mit viel Flüssigkeit. Man muss aber den ganzen Tag viel stilles Wasser oder Leitungswasser trinken, damit alle Gifte, Säuren und Schadstoffe rasch und zügig den Körper verlassen können.

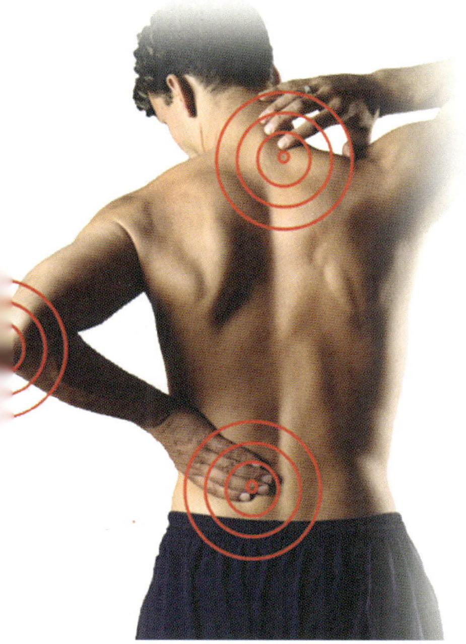

Oft von Rheuma betroffen Körperstellen: Nacken, Kreuz und Arme. Eine neue Therapie versorgt den Betroffenen nicht mit chemischen Schmerzmitteln, sondern mit natürlichen Nährstoffen.

Der Walzerschritt bringt warme Füße und warme Hände mit

Sicher kennen Sie dies zur Genüge, lieber Leser: In der kalten Jahreszeit fühlen sich die Hände und Füße Ihrer Partnerin noch öfter als sonst wie kleine Eiszapfen an und sie ist froh, wenn Sie diese wärmen! Vielleicht haben Sie selbst aber auch öfter kalte Füße oder kalte Hände.

Es gibt zahlreiche Ursachen für dieses recht unangenehme Leiden: Diese reichen von Durchblutungsstörungen, niedrigem Blutdruck, Hormonstörungen oder Nierenschwäche bis zu Ängsten und Stress.

Hier sind einige wohltuende Ratschläge:

- Sie können entweder eine Gummiwärmflasche, gefüllt mit heißem Wasser, auf Ihre Hände oder Füße legen oder warme Wollsocken anziehen.
- Reiben Sie Ihre Hände oder Füße mehrmals am Tag mit Propolis-Salbe, asiatischem Tigerbalm oder Franzbranntwein-Gel (aus der Apotheke) ein, bei kalten Füßen können Sie auch Rosmarinöl, bei kalten Händen Kamillenöl verwenden.
- Auch ein wenig sportliche Betätigung wirkt bestens: Entweder Sie laufen am Stand für 10 Minuten oder Sie tanzen: Am besten eignen sich Wiener Walzer und Foxtrott.
- Massieren Sie Ihre Hände und Füße entweder mit einer Bürste aus Naturborsten oder mit den bloßen Händen in kreisenden und knetenden Bewegungen.
- Kneippen Sie! (siehe Seite 16)
- Gegen kalte Füße wirkt auch gut ein heißes Fußbad am Abend, dem Sie eine Handvoll Meersalz beifügen oder 2 Liter Rosmarintee.
- Bei kalten Händen hat sich ein Wechselbad bewährt: Hände für 30 Sekunden in kaltes Wasser legen, anschließend drei Minuten in warmes Wasser, zum Abschluss wieder in kaltes Wasser.
- Essen Sie über einen langen Zeitraum täglich 6 frische Knoblauchzehen, Knoblauch- oder Gingko-Präparate. Nehmen Sie einmal in der Woche ein Gericht mit Hirse, wie zum Beispiel Hirseflocken in der Suppe oder einen Hirseauflauf zu sich.
- Eine Studie in Peking hat ergeben, dass Naturprodukte wie Karotten (Möhren), Paprika, Lauch und Nüsse kalte Füße und Hände bekämpfen. Die Kälte wird durch Kiwis, Äpfel oder Ananas gefördert – diese Früchte also meiden!
- Wenn Sie im Winter auf eine Kopfbedeckung nicht verzichten, erwärmen sich auch die Hände und Füße besser.

Natürliche Nervennahrung bekämpft die Winternervosität

Schneeregen, Nebel, düstere, grauverhangene Tage: Nicht nur unsere Stimmung leidet in der kalten Jahreszeit, sondern viele klagen über Nervosität.

So können Sie Ihre Nerven im Winter stark und widerstandsfähig machen:

- Bauen Sie gezielt Stress ab, gönnen Sie Ihrem Körper Ruhepausen und meiden Sie zu viel Kaffee, Alkohol, Zigaretten und Lärm. Lernen Sie, einmal „Nein" zu den Anforderungen der anderen zu sagen!

- Nervenstärkende Rezepte sind beispielsweise Melissentee (3 x täglich eine Tasse mit etwas Honig) und Baldriantee (abends) trinken, 1 Löffel Honig oder eine Banane essen oder 5 Tropfen Lavendelöl auf ein Textiltaschentuch geben und tagsüber immer wieder daran riechen – das beruhigt.

- Folgende Vitamine der B-Gruppe sollten Sie jetzt vermehrt zu sich nehmen: Das „Nerven-Vitamin" B1, das im Naturreis und Bohnen enthalten ist. B2 wird uns von Milch und Milchprodukten sowie Forelle und Hering geliefert. Vitamin B5, das wir in Champignons finden, und B6, das reichlich in Nüssen, Hefeflocken, Kartoffeln und Bananen enthalten ist sowie schließlich das Vitamin B12, das im Topfen (Quark), in Makrelen und Sauerkraut steckt.

- Zudem braucht der Körper aber auch Niacin, das in Vollkornbrot und Vollkorn-Teigwaren enthalten ist, Pantothensäure, die in Milchprodukten und Linsen steckt, Magnesium, das uns Naturreis, Trockenfrüchte, Datteln, Feigen und Rosinen liefern und Lecithin. Am besten Maiskeime, Leinsamen, Erbsen, Sonnenblumenkerne, Milchprodukte oder Sojabohnen essen.

Fieber – ein wichtiger Schutz für unseren Körper

Viele Menschen bekommen im Winter, vor allem, wenn sie erkältet sind, auch Fieber, ängstigen sich darüber und nehmen gleich – ohne den Arzt zu fragen – fiebersenkende Medikamente. Das ist unvernünftig, denn das Fieber besitzt eine sehr große Heilkraft: Es ist eine

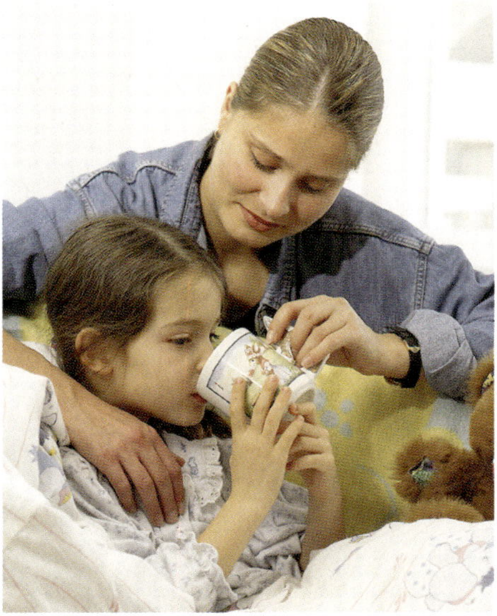

Viel Trinken bei Fieber!

Selbsthilfe-Reaktion des Organismus, die das natürliche Abwehrsystem anregt und die Vermehrung vieler Krankheitserreger verhindert.

Allerdings ist es dringend ratsam, wenn man Fieber hat, einige Tage im Bett zu bleiben und den Körper zu schonen. Denn Überanstrengung kann bei Fieber gefährlich werden, Herz und Kreislauf tragen schwere Schäden davon.

Außerdem verträgt der Körper nur leichte Kost wie Kompott, Hühnersuppe oder Früchte. Trinken Sie aber unbedingt viel Wasser, verdünnte Fruchtsäfte oder ungesüßten Kräutertee.

Medikamente sollten Sie erst dann nehmen, wenn die Körpertemperatur über 39 Grad steigt, wenn Begleitsymptome wie Körper- und Gliederschmerzen auftreten sowie allgemeine Schwäche.

Vor allem Senioren und Kinder, die bereits einen Fieberkrampf hatten, sollten aber zu fiebersenkenden Medikamenten greifen.

Versuchen Sie es zu aller erst mit natürlichen Methoden. Dazu zählt beispielsweise ein kalter Wadenwickel

- Sie brauchen dazu ein dünnes Handtuch und ein dickes Frotte- oder Wolltuch. Das dünne Handtuch in kaltes Wasser tauchen, um eine Wade wickeln und die andere Hälfte als Zwischentuch darüber legen, mit dem dicken Frotteehandtuch oder einem Wolltuch die ganze Wade im Zug- und Gegenzugverfahren einpacken.

- Ein Leinentuch in zimmerwarmes Wasser tauchen, etwas auswringen und auf die Brust des Patienten legen, mit einem trockenen Badetuch abdecken, alle 15 Minuten wechseln, bis das Fieber auf 38 Grad abgesunken ist. Sollte der Patient frösteln, muss man den Wickel sofort abbrechen, bei älteren Patienten empfiehlt es sich, eher zu fiebersenkenden Medikamenten zu greifen.

Gelenkschmerzen mit Kälte oder Wärme bekämpfen

Leiden Sie in der kalten Jahreszeit öfter unter Gelenk- und Muskelschmerzen? Die Ursache dafür kann zum einen eine akute Entzündung sein, die durch eine Erkältung hervorgerufen wurde. Zum anderen kann es sich um chronische Schmerzen handeln, die aus bereits vorhandenen Verschleißerscheinungen resultieren und fast immer auf das Wetter reagieren.

Zumeist bekämpft man chronische Schmerzen mit Wärme:

- Benützen Sie Ihren Haarföhn und lassen Sie die heiße Luft für einige Zeit auf die schmerzende Stelle einwirken. Sie können aber auch eine mit heißem Wasser gefüllte Gummi-Wärmflasche auflegen sowie heiße Tücher.

- Kaufen Sie Heilerde aus der Apotheke, verrühren Sie diese mit Wasser zu einem dicken Brei und tragen Sie diesen auf die schmerzenden Stellen auf. Eine Stunde einwirken lassen, dann abwaschen.

- Oder Sie befolgen diesen Tipp von Pfarrer Kneipp und bereiten eine Auflage aus Bockshornklee-Samen zu: 3 Esslöffel Bockshornklee-Samen-Pulver aus der Apotheke mit 3 Esslöffeln heißem Wasser anrühren, etwas quellen lassen und auf die betroffenen Stelle auflegen. Zwei Stunden wirken lassen!

- Wunderbar wirkt auch dieses uralte Rezept mit geschälten Kartoffeln (Pellquartoffeln): 5 heiße, gekochte und geschälte Erdäpfel zerdrücken und den Brei auf die betroffene Stelle auftragen.

- Empfehlenswert sind auch Einreibungen: z. B. mit asiatischem Tigerbalm, Ringelsalbe, Johanniskrautöl, Propolis-Massagecreme oder Franzbranntwein.

Plötzlich auftretende Schmerzen können Sie am besten mit der Kälte linden

- Ein paar Eiswürfel in ein Tuch einschlagen und dieses auf die betroffene Stelle für 1 bis 2 Minuten auflegen. Oder Sie legen ein Tuch, das Sie zuvor in kaltes Wasser getaucht und ausgewrungen haben, auf die schmerzende Stelle. Sie können dazu aber auch eine Mischung aus Essig und Wasser zu gleichen Teilen verwenden.

Wie Sie dem Husten auf natürliche Weise etwas „husten"

Es gibt (fast) nichts Quälenderes als den Husten in all seinen zahlreichen Erscheinungsformen.

In jedem Fall sind beim Husten die Atemwege und Bronchien durch Fremdkörper gereizt, die der Organismus entfernen möchte. Husten ist an und für sich keine Krankheit, sondern das Symptom einer Erkrankung.

Sie sollten deshalb in jedem Fall, wenn ein harmloser Husten länger als drei Tage dauert, zum Arzt gehen, vor allem auch dann, wenn Sie beim Husten Schmerzen haben oder es in der Brust pfeift und rasselt.

Es gibt einige wirksame Naturrezepte

- Sie können Thymiantee trinken: Dazu 1 Teelöffel Thymian mit 1 Tasse kochendem Wasser übergießen, 10 Minuten ziehen lassen und durchseihen. Gut tut auch Eibischwurzentee. 1 Esslöffel Eibischwurzeln in 1/4 Liter kaltem Wasser 4 Stunden ansetzen, durchseihen, etwas erwärmen und mit wenig Honig trinken.

- Sie sollten in reichlichem Ausmaß Brokkoli, Paprika, Spinat und Sauerkraut essen, da diese Gemüsesorten Betacarotin und Vitamin C beinhalten. Diese Vitamine stärken die Atemwege.

- Wenn Sie Hustensaft in der Apotheke kaufen, darauf achten, dass er mit Thymian und Spitzwegerich zubereitet ist, bei hustenden Kindern ist 1 Teelöffel Fenchelhonig empfehlenswert, den diese im Mund zergehen lassen.

- So können Sie selbst Hustensaft zubereiten: 1 große, rohe Zwiebel schälen, fein hacken, 150 Gramm Honig darüber gießen und mehrere Stunden stehen lassen. Von dem dadurch entstehenden Saft jede Stunde 1 Teelöffel zu sich nehmen.

- Sehr hilfreich sind auch Einreibungen von Brust und Rücken mit dem flüssigen Hauptwirkstoff Soledum-Cineol aus dem Eukalyptusblatt (Apotheke), mit Franzbranntwein-Gel oder mit asiatischem Tigerbalm.

- Auch das Inhalieren hat sich bewährt: Entweder Sie inhalieren mit 2 Esslöffeln Thymian, das Sie in 2 Liter kochendes Wasser geben, einmal aufkochen lassen, dann 10 Minuten ziehen lassen und 10 Minuten die heißen Dämpfe inhalieren. Oder Sie geben 30 Tropfen Eukalyptus-Tinktur in einen Topf oder Inhalator, gießen mit 1/2 Liter heißem Wasser auf und atmen diese Dämpfe ein.

- Zu guter Letzt sollten Sie sich bei Husten nicht im Zimmer vergraben, sondern auf viel frische Luft achten und selbstverständlich nicht rauchen.

Heilsame Erste Hilfe bei hartnäckigen Halsschmerzen

Gehören auch Sie zur Gruppe der Menschen, die besonders anfällig sind für Halsschmerzen?

Dazu zählen Menschen mit generell trockenen Mundschleimhäuten, z. B. Frauen in den Wechseljahren, Menschen, die schnarchen oder beim Schlafen den Mund offen haben und jene, die statt durch die Nase durch den Mund atmen.

Hier einige natürliche Hausrezept:

- Bereiten Sie einen Topfenwickel für den Hals zu: 1/4 Kilo zimmerwarmen Topfen (Quark) auf ein Tuch geben und auf den Hals legen, darüber ein warmes Wolltuch binden und über Nacht einwirken lassen.

- So einen Halswickel kann man auch aus einem Brei aus Bockshornkleesamen-Pulver aus der Apotheke zubereiten. Das Pulver mit heißem Wasser anrühren, den Brei auf ein Tuch streichen, um den Hals wickeln und so lange wirken lassen, bis er nicht mehr warm ist.

- 1/2 Liter Apfelessig mit 1/2 Liter Wasser mischen, ein Tuch darin eintauchen, um den Hals wickeln, ein trockenes Wolltuch darüber und über Nacht einwirken lassen. Oder ein Leinentuch in warmes Öl tauchen und um den Hals legen.

- Jede Stunde mit Salbeitee gurgeln! Zur Zubereitung des Tees 1 Esslöffel getrocknete Salbeiblätter mit einer Tasse kochendem Wasser übergießen, 8 Minuten ziehen lassen, seihen und lange Mund und Rachen spülen.

- Versuchen Sie es – zumindest als Unterstützung anderer Behandlungen – mit einem chinesischen Akupressur-Griff. Suchen Sie den Punkt LU 11. Er befindet sich im Nagelwinkel des Daumens und zwar an der Zeigefingerseite. Hier drücken Sie mit dem Daumennagel der anderen Hand ganz fest 10 bis 30 Sekunden. Wiederholen Sie die Übung mehrmals.

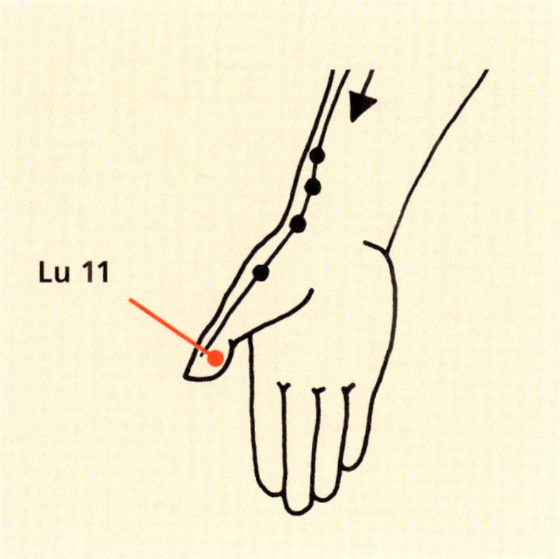

Der Akupressur-Griff gegen Halsschmerzen.

- Trinken Sie 3 mal täglich 1 Tasse ungesüßten Eibischwurzeltee.

- Sie genießen im Winter gerne Bratäpfel? Diese schmecken nicht nur wunderbar aromatisch, sondern helfen auch gegen Halsschmerzen! 3 Bratäpfel mit etwas Honig übergießen und ins Backrohr geben – noch lauwarm essen.

So schützen Sie sich vor einer Lungenentzündung

Rund 1.000 Menschen – überwiegend ältere – sterben im Zuge einer Erkältung an einer Lungenentzündung, hervorgerufen durch Pneumokokken-Bakterien. Das muss nicht so sein, denn man kann sich vor diesen gefährlichen und hochaggressiven Bakterien schützen.

Pneumokokken sind weltweit verbreitet. Fast jeder Zweite von uns trägt sie in sich. Sie sind natürliche Bewohner des Nasen-Rachen-Raumes.

Wird das Immunsystem geschwächt, wie das bei einer starken Erkältung der Fall ist, breiten sich die Pneumokokken rasant aus. Und dann wird es gefährlich: Sie werden durch Tröpfchen-Infektion beim Husten, Niesen und Sprechen von Mensch zu Mensch übertragen.

Eine ernsthafte Erkrankung droht dann, wenn sich die Bakterien in den Atemwegen, im Mittelohr oder in den Hirnhäuten verbreiten. Dann kann es zur Lungenentzündung oder zur Hirnhautentzündung kommen. Gelangen die Bakterien in den Blutkreislauf, dann stellt sich eine bedrohliche Blutvergiftung ein.

Der volle Name des Bakteriums lautet: Streptococcus pneumoniae.

Es gibt über 90 verschiedene Pneumokokken-Typen. Die schweren Erkrankungen werden allerdings nur von 23 verschiedenen Typen verursacht. Das ist für die Medizin sehr wichtig.

Was wenige wissen: Wer schon einmal eine Pneumokokken-Infektion hatte, kann jederzeit aufs Neue erkranken. Besonders gefährdet sind Menschen, die auf engem Raum zusammenleben,

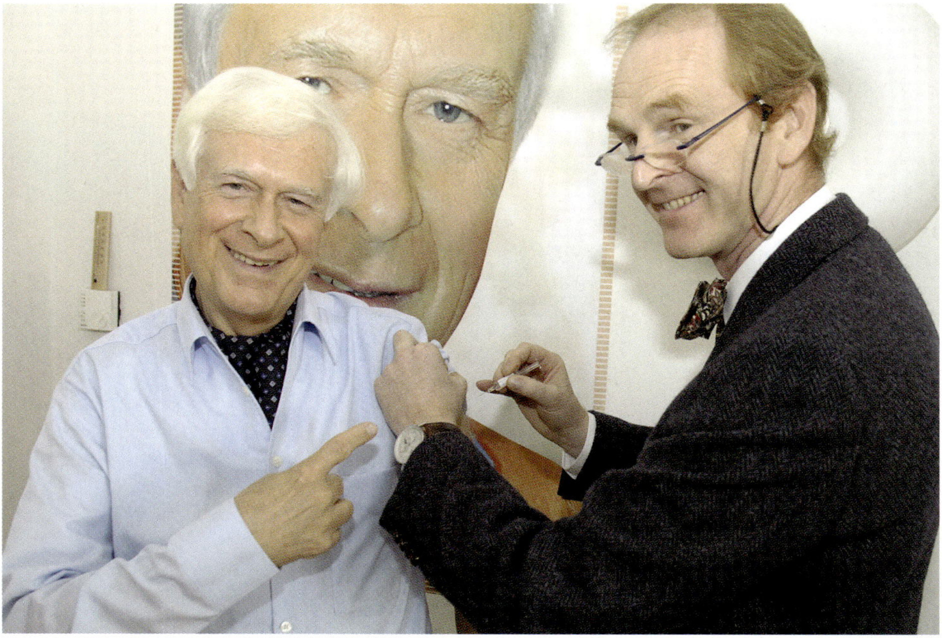

TV-Gesundheitsexperte Prof. Hademar Bankhofer setzt sich nicht nur in der Öffentlichkeit für die Pneumokokken-Schutzimpfung ein. Er hat sich auch selbst impfen lassen, und zwar von Univ. Prof. Dr. Wolfgang Popp, Vorstand des Ambulatoriums „Gesunde Lunge" und der Lungenabteilung im Geriatriezentrum am Wienerwald.

wie etwa im Krankenhaus und im Altenheim. Die Pneumokokken-Infektion bricht immer dann aus, wenn jemand ein schwaches Immunsystem hat. Aber auch Menschen mit Atemwegsbeschwerden, Herz-Kreislauf-Erkrankungen, Diabetiker sowie Frauen und Männer über 60 sind besonders gefährdet. Bei Menschen über 60 liegt die Sterblichkeitsrate bei 40 Prozent. Das Problem ist, dass bei vielen Patienten die Antibiotika nicht oder zu spät greifen. Aber auch, wenn jemand überlebt, so hat er lange Zeit danach schwere Atemprobleme und daher eine schlechte Lebensqualität.

Um sich vor der Pneumokokken-Impfung zu schützen, gibt es seit relativ kurzer Zeit eine spezielle Schutzimpfung, die man sogar kombiniert mit der Grippeschutzimpfung durchführen kann. Die Impfung schützt vor den 23 gefährlichsten Pneumokokken-Typen. Man bekommt keine Bakterien injiziert, sondern nur Bestandteile der Bakterienkapseln. Daher ist die Impfung auch ungefährlich. Dem Körper wird auf diese Weise eine Pneumokokken-Infektion vorgetäuscht. Das Immunsystem wird mobilisiert und merkt sich den Fremdkörper. Bei einer späteren richtigen Infektion erkennt das Immunsystem die Bakterien sofort wieder und kann reagieren.

Man bekommt die Impfung in Form einer kleinen Spritze in den Oberarm. Ein Erwachsenere ist damit für 5 Jahre vor einer tödlichen Komplikation geschützt. Im Falle einer Infektion verläuft diese in leichter Form. Der Schutz tritt 10 bis 14 Tage nach der Impfung ein. Je nach Alter und Gesundheitszustand bietet die Impfung einen 80prozentigen Schutz. Etwaige Nebenwirkungen: Die Einstichstelle kann vorübergehend leicht erröten oder leicht anschwellen. Nähere Auskünfte über die Pneumokokken-Schutzimpfung bekommen bei Ihrem Arzt und bei Ihrem Apotheker.

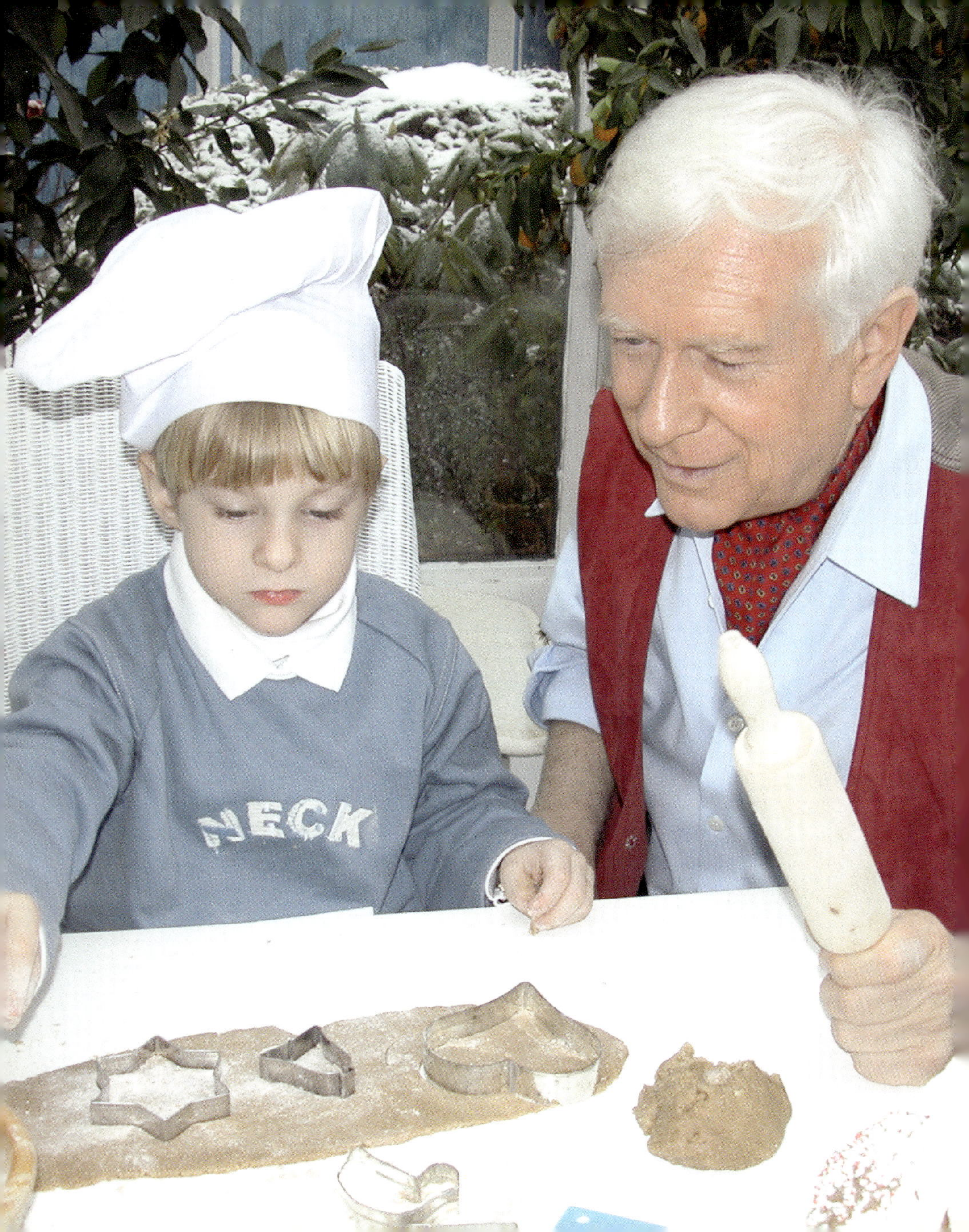
NECK

Gesunde Ernährung für den Winter

Ob Sie gern knackig-frische Äpfel essen, wohlschmeckende Bananen oder Vitamin C-spendende Zitrusfrüchte genießen oder gesunde Gemüsegerichte mit Brokkoli, Kürbis, roten Rüben (rote Bete) oder Kohl zubereiten: Eines ist sicher: Mit Obst und Gemüse tun Sie Ihrem Körper sehr viel Gutes und versorgen ihn mit zahlreichen Vitaminen und lebenswichtigen Vitalstoffen.

In diesem Kapitel zeigen wir Ihnen, was alles im Obst und Gemüse steckt und wie Sie damit Ihre Immunkraft in der kalten Jahreszeit stärken können.

Zahlreiche wertvolle Tipps für Ihre Ernährung finden Sie übrigens auch in meinem „Gesundheits-Adventkalender" im Anschluss an dieses Kapitel.

Flüssige Gesundheitselixiere – Kräutertees für Ihr Wohlbefinden

In der kalten Jahreszeit gibt es nichts Gemütlicheres als mit der Familie oder Freunden in der behaglichen, warmen Wohnung zu sitzen und wunderbar heißen Tee zu trinken. Zudem ist Kräutertee auch eine Naturarznei.

Vor allem die ätherischen Öle geben den Kräutern ihre Wirkkraft, zudem enthalten sie aber auch Vitamine, Mineralstoffe und Spurenelemente.

Sie können Kräutertee auf drei Arten zubereiten:

Überbrühen ist die häufigste Teekochmethode: 1 Teelöffel Teekraut mit 1 Tasse kochendem Wasser überbrühen, zugedeckt 8 bis 15 Minuten ziehen lassen, dann durchseihen und lauwarm trinken.

Aufkochen (die Abkochung): 2 -3 Esslöffel Teekraut einmal in 1 Liter Wasser aufkochen, 2- 3 Minuten kochen, dann 10 Minuten ziehen lassen, durchseihen und lauwarm trinken. Wurzel- und Rindentees werden so zubereitet.

Kalt ansetzen (der Kaltansatz): Das Teekraut mindestens 3 Stunden, besser aber über Nacht, in kaltem Wasser ansetzen, dann durchseihen, leicht erwärmen und trinken. Schleimdrogen wie z. B. Eibisch werden so zubereitet.

Frische Kräuter dürfen nie länger als 1 – 2 Minuten ziehen, getrocknete müssen meist 8- 10 Minuten ziehen.

Kräutertees am besten mit wenig Honig oder Ahornsirup süßen und niemals länger als 3 Wochen trinken, da der Körper sich sonst an die Inhaltsstoffe gewöhnt und nicht mehr darauf reagiert.

Welche Wirkung haben nun die einzelnen Kräuter?

Baldriantee wirkt gegen Schlafprobleme,

Kamillentee ist nur bei Magen- und Darmstörungen (Gastritis) empfehlenswert,

Basilikumtee wirkt gegen Blähungen, Brennesseltee ist zum Entschlacken,

Löwenzahntee dient der Stärkung der Leber ebenso wie der **Mariendisteltee**,

Melissentee beruhigt und bringt besseren Schlaf,

Eibischwurzentee wirkt gegen Heiserkeit, Halsschmerzen und entzündete Mandeln,

Gänsefingertee hilft gegen schmerzhafte Beschwerden der Frau während der Periode,

Hagebuttentee ist besonders reich an Vitamin C und deshalb gegen Erkältungen geeignet,

Himbeerblättertee ist wie der **Lindenblütentee** schweißtreibend,

Holunderblütentee wirkt gegen Schnupfen und grippalen Infekt,

Johanniskrauttee ist gut bei depressiven Verstimmungen,

Lavendel und **Hibiskusblütentee** wirken nervenberuhigend,

Pfefferminztee stärkt den Magen, hilft gegen Blähungen und Magenkrämpfe

Salbeitee ist gegen Entzündungen im Hals- und Rachenbereich sowie immun-, und atemwegsstärkend,

Spitzwegerich hilft bei Bronchitis, **Zinnkraut** ist für schöne Nägel und schöne Haut,

Fencheltee hilft gegen Blähungen,

Apfelschalentee gegen leichte Erkältungen, ist zudem erfrischend,

Anis-Fenchel-Kümmel-Tee wirkt (in der Mischung zu gleichen Teilen) gegen schlechte Laune.

Bananen machen glücklich und stärken die Nerven

Die Banane ist bei alt und jung die beliebteste Frucht. Das ist gut so. Denn sie ist ein wertvoller Bestandteil der gesunden Ernährung. Darum ist sie auch von der Weltgesundheits-Organisation (WHO) zur „Frucht der Früchte" ernannt worden, weil sie den Organismus mit einer gigantischen Menge an Vitalstoffen versorgt: mit Vitaminen, Mineralstoffen, Spurenelementen, Enzymen und Hormon-Substanzen. Man könnte sich einige Zeit allein von Bananen ernähren, ohne einen Mangel zu erleiden.

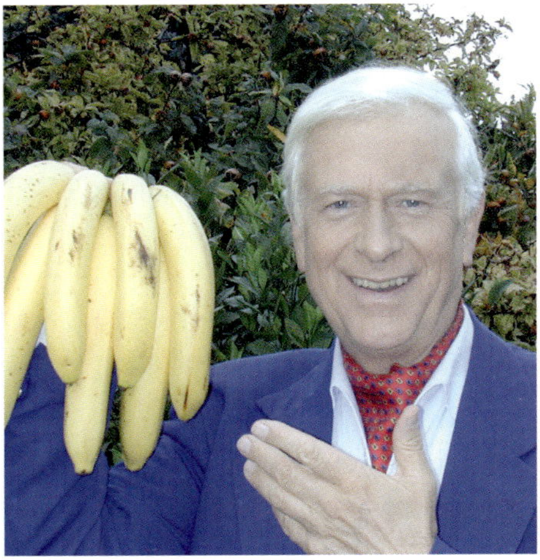

Bananen können vielseitig für die Gesundheit eingesetzt werden

- Die Banane macht glücklich. Wir nehmen mit ihr den pflanzlichen Hormonstoff Serotonin auf. Dieser aktiviert unser körpereigenes Serotonin. Die Folge: Wir fühlen uns glücklich, denken positiv.

- Die Banane ist ein klassisches Antistress-Mittel. Sie liefert uns einen wertvollen Pflanzenfarbstoff – ein sogenanntes Bioflavonoid – mit dem Namen Katecholamin. Diese Substanz sorgt dafür, dass wir Ruhe bewahren, immun gegen Aufregungen und Ärger sind.

- Die Banane enthält alle wichtigen Stoffe, die wir für einen gesunden, tiefen Schlaf brauchen. Zum Beispiel die Aminosäuren Tryptophan und Tyrosin. Aus dem Tryptophan kann der Körper das Schlafhormon Melatonin produzieren.

- Wenn Sie körperlich oder geistig besonders viel gearbeitet haben, morgens nicht so richtig in Schwung kommen, dann spendet ein kleines Stück Banane neue Kraft. Diese Frucht ist deshalb eine ideale Begleiterin in die Schule, an den Arbeitsplatz, zum Freizeitsport oder bei einer Wanderung.

- Wer gern Freizeitsport treibt, der kann das ausprobieren: Die Banane ist so etwas wie ein „ Natur-Doping" für den Sporttreibenden. Sie liefert viel vom Mineralstoff Magnesium gegen Muskelkrämpfe und Kalium fürs Herz.

▮ Die Banane ist reich an nahezu allen B-Vitaminen, die am Aufbau und an der Stärkung der Nerven beteiligt sind. Dazu gehören B 1, das klassische Nervenvitamin, B 2, B 6 und B 12. Die wichtigsten B-Vitamine für Ruhe und Ausgeglichenheit sind das B 1 und B 2. Eine einzige Banane deckt bereits ein Drittel des Tagesbedarfes eines erwachsenen Menschen!

▮ Herzinfarkt-Patienten werden von ihrem Arzt sehr oft angehalten, regelmäßig Bananen zu essen. Sie können damit das Risiko für einen weiteren Infarkt senken.

▮ Die Banane ist eine Anti-Aging-Frucht, ein wahrer Jungbrunnen. Sie liefert die Schutz-Vitamine A, C und E, die unsere Körperzellen vital erhalten. Sie versorgt uns mit allen Mineralstoffen, Spurenelementen und Enzymen, die den Prozess des Alterns im Körper – vor allem die Adernverkalkung – bremsen.

▮ Die Banane stärkt die Magen- und Darmschleimhaut. Der Brei der zerkauten Banane legt sich wie ein Schutzmantel an und schützt gegen zu viel Magensäure. Man kann sich als gesunder Mensch durch Bananen-Essen vor einer Gastritis schützen.

Knackig frisch, gesund: Der Apfel

Die Heilkraft des Apfels ist heute bei vielen Medizinern und Ernährungswissenschaftlern unbestritten, da er uns den ganzen Winter hindurch mit ganz wertvollen Vitalstoffen versorgt. Nicht umsonst heißt es in einem Sprichwort: „An apple a day keeps the doctor away! (Ein Apfel am Tag spart den Arzt).

Essen Sie in der kalten Jahreszeit täglich 1 bis 3 Äpfel – diese leisten Wertvolles für Ihre Gesundheit:

▮ Äpfel helfen – neben der ärztlichen Therapie – zum Beispiel gegen zu hohen Blutdruck, weil sie übermäßige Mengen an Kochsalz und Wasser aus dem Körper ausschwemmen. Der österreichische Arzt Prof. Dr. Josef Jagic empfiehlt jeden Morgen einen Apfel auf nüchternen Magen gegen Bluthochdruck.

▮ Weil Äpfel das Wachstum der gesunden Darmflora regulieren, rät der amerikanische Mediziner Jeffrey S. Hyams zu einem Apfel vor dem Mittagessen, um die weit verbreitete Verstopfung zu bekämpfen.

▮ Auch wer die ersten Anzeichen einer Migräne-Attacke verspürt, soll laut dem Wiener Arzt Dr. Ewald Riegler zu einem Apfel greifen, um eventuell einen Anfall zu verhüten.

▮ Der amerikanische Arzt Prof. Dr. Ancel Keys aus Minneapolis hat in einer Studie nachgewiesen, dass ein Apfel vor dem Schlafen gehen einen tiefen und festen Schlaf garantiert. Übrigens hatte schon der deutsche Arzt Dr. Christoph Hufeland seinen berühmten Patienten, den Dichtern Johann Wolfgang von Goethe, Friederich Schiller und Jean Paul diesen „Schlaf-Apfel" verordnet.

▪ Dr. Keys konnte ebenso wie Prof. Dr. Sinzinger von der Uni Wien zeigen, dass 2 saftige Äpfel pro Tag Arterienverkalkung und Infarkt vorbeugen. Das Pektin im Apfel senkt nämlich – zusätzlich zur Diät – den hohen Cholesterinspiegel im Blut.

▪ Und wer so richtig „gesündigt" und zu viel Alkohol erwischt hat, dem helfen Äpfel: Drei knackige Äpfel am besten auf nüchternen Magen essen – das bessert den Kater und verringert die Kopfschmerzen.

Beliebt, gesund und farbenfroh: Die Zitrusfrüchte

Ob Orangen, Grapefruits, Mandarinen oder Zitronen: Alle diese Früchte schmecken nicht nur gut – außer der Zitrone, die pur genossen für viele zu sauer ist-, sondern haben eines gemeinsam: Sie enthalten reichlich Vitamin C, das wir besonders im Winter brauchen, wenn viele Menschen erkältet sind oder wenn wir uns bereits selbst angesteckt haben.

Unsere Abwehrzellen, vor allem die Killerzellen, brauchen Vitamin C als Nahrung, damit sie gegen Krankheitserreger aktiv werden können. Weil das Vitamin C im Körper aber schnell verbraucht und abgebaut wird, muss man es mehrmals am Tag zu sich nehmen.

Wussten Sie aber auch, dass Vitamin C zudem stark gegen Stress macht, Zahnfleischbluten stoppt und unsere Glückshormone aktiviert?

Die Vitamin C-Bomben enthalten darüber hinaus aber auch noch wertvolle Pflanzenfarbstoffe, auch Bioaktivstoffe oder Bioflavonoide genannt, die allerdings nicht im Fruchtfleisch, sondern im schwammigen, weißen Gewebe enthalten sind, das sich zwischen dem Fruchtfleisch und der Schale befindet – das nächste Mal bitte beim Essen dieser Früchte daran denken und dieses nicht, wie sonst immer, wegwerfen! Diese Bioaktivstoffe schützen uns auch vor Umweltschadstoffen, den Freien Radikalen. Sie senken das Krebsrisiko und bewirken, dass wir nicht zu früh altern.

Was bewirken nun die einzelnen Zitrusfrüchte für unser Wohlbefinden?

▪ Die Wirkstoffe der Zitrone helfen Fettpolster abzubauen und sie machen stressfest. Ungezuckerte Zitronenlimonade ist ein ideales Begleitgetränk zu einer Diät. Zudem fördert diese Frucht die Produktion der Magensäure, kräftigt Zahnfleisch, Haare und Nägel. Um die Wirkung der Bioaktivstoffe am besten zu nützen, verrühren Sie in 1/2 Liter Wasser den Saft einer halben Zitrone und trinken Sie diesen, mit etwas Honig gesüßt, einmal am Tag. Sie können auch die Marinade für Blattsalate anstelle von Essig mit Zitrone zubereiten. Treibhaussalate enthalten nämlich viele Nitrate – die Zitrone in der Marinade verhindert, dass sich diese beim Essen in krebserregende Nitrosamine umwandeln.

▮ Wussten Sie, warum man sagt: „Sauer macht lustig?" Vermutlich deshalb, weil eine Gruppe von Bioaktivstoffen im Fruchtfleisch der Zitrusfrüchte gemeinsam mit Vitamin C die Produktion von Glückshormonen fördert.

▮ Und amerikanische Forscher haben erst vor kurzem herausgefunden, dass die Bioaktivstoffe in der Zitrone die Sehkraft stärken können und die Netzhaut vor Umweltstoffen schützen.

▮ Die Orange stärkt die Konzentration, den Kreislauf, fördert die Produktion von Sexualhormonen, macht geistig rege und vertreibt ganz schnell Müdigkeit und Erschöpfung. Wenn Sie einmal zu viel Fleisch gegessen haben, ist es sinnvoll nach der Mahlzeit eine Orange zu sich zu nehmen, denn ihre Wirkstoffe helfen, dass das Eiweiß vom Fleisch von Ihrem Körper besser und schneller verarbeitet wird.

▮ Grapefruits beugen Krampfadern vor, fördern wie die Zitrone, den Abbau von Fettpolstern und stärken die Venen.

▮ Die Mandarine enthält als einzige Zitrusfrucht reichlich vom Pflanzenfarbstoff Rutin, der das Bindegewebe festigt und Frauen und Mädchen hilft, Cellulite vorzubeugen.

Neue Naturtherapie: die Hagebutte, ein Geschenk für das Gelenk

Bislang galt die Hagebutte, die Samenfrucht der wilden Strauchrose, bei uns als wertvoller Vitamin-C-Lieferant in der kalten Jahreszeit zur Vorbeugung gegen Erkältungen. Die Hagebutte hat vielmehr Vitamin C als Orangen und Zitronen. In vielen Familien ist es üblich, im Winter regelmäßig Hagebuttentee zu trinken. In Skandinavien wachsen Hagebutten mit besonders hoher Konzentration an Wirkstoffen. Und sie sind von der Medizin zur Behandlung von Rheuma, im Speziellen von Gelenksarthrose, entdeckt worden. Gelenksbeschwerden in den Fingern, in den Knien und Hüften können damit erfolgreich gelindert werden. Arthrose-Patienten können damit ihre Lebensqualität entscheidend verbessern.

Begonnen hat alles in Dänemark: Da lebte der Landwirt Erik Hansen auf der Ostsee-Insel Langeland. Er hatte so starke Gelenk-Schmerzen, dass er auf dem Bauernhof kaum mehr seine Arbeit verrichten konnte. Er ging von einem Arzt zum anderen. Doch alles, was diese ihm verordneten, führte zu keinem dauerhaften Erfolg. Eines Tages bekam er Besuch von einer Bekannten, die ihm selbstgemachte Hagebutten-Marmelade mitbrachte. Sie schmeckte nicht nur köstlich, sondern führte zur Überraschung des Bauern auch dazu, dass seine Schmerzen nach langer Zeit endlich nachließen.

Das brachte ihn auf eine Idee. Er fragte seine Bekannte, woher denn die Hagebutten kämen, die sie da verarbeitet hatte. Er suchte die besagte Stelle auf, sammelte dort die extrem großen, roten Früchte, nahm sie nach Hause, trocknete sie sorgfältig und zerrieb sie zu Pulver. Dieses Pulver nahm er regelmäßig ein. Und er stellte tatsächlich fest: Seine Schmerzen ließen deutlich nach. Wirksamer als nach dem Essen der Marmelade.

Auf Grund des Erfolges verriet Erik Hansen sein Hausrezept weiter und verschenkte das Hagebutten-Pulver an Arthrose-Patienten. Er bekam dafür zahllose Dankesbriefe. Als dann sein Sohn den Bauernhof übernahm, wollte er wissen, ob an der Wirkung des Hagebuttenpulvers wirklich etwas dran ist. Er setzte sich mit Wissenschaftlern und Ärzten in Verbindung.

Tatsächlich ergaben exakte Labor-Untersuchungen, dass die Hagebutten von der Insel Langeland Arthroseschmerzen erfolgreich bekämpfen konnten. Man fand auch den Grund für diese Wirkung: Sie enthalten besonders hohe Konzentrationen des Galakto-Lipids GOPO, das in den Gelenken zu einer Verminderung von Entzündungen führt. Weitere Studien haben die ermutigenden Ergebnisse der ersten Arbeit bestätigt. Der GOPO-Wirkstoff in den Hagebutten verringert nicht nur die Beschwerden, sondern auch den weiteren Abbau des Gelenkknorpels. Die Beweglichkeit der Gelenke wird erhöht.

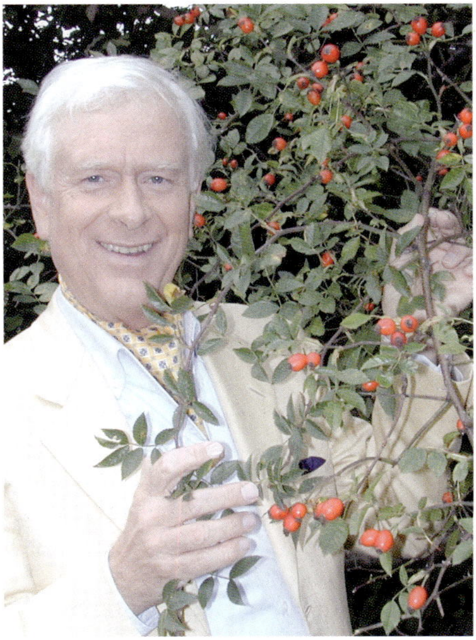

Prof. Bankhofer befasst sich seit Jahren mit der faszinierenden Wirkung der Hagebutte als guter Vitamen-C-Lieferant. Jetzt ist wissenschaftlich erwiesen: Die GOPO-Substanzen in der Hagebutte bekämpfen wirksam Gelenksschmerzen.

Und damit wird die Lebensqualität des Arthrose-Patienten auf natürliche Weise erheblich verbessert.

Die dänischen Hagebutten von einer speziellen Art der Hundsrose werden inzwischen ohne Verwendung von Pestiziden und ohne Dünger auf Plantagen kultiviert und nach der Ernte sofort tiefgefroren. Es werden nur die hochwertigsten Früchte verwendet, von den Fruchthaaren, die Reizstoffe enthalten, und von den Schalen befreit.

Das Trocknen geschieht unter 40 Grad Celsius, damit die GOPO-Substanzen nicht zerstört werden. So entsteht das heilsame Hagebuttenpulver.

Auf Grund der medizinischen Erfahrungen in Dänemark wird das Hagebuttenpulver als gut verträgliche, rein pflanzliche Nahrungsergänzung mit hohem Wirkstoff-Gehalt europaweit in Apotheken für die Behandlung von Gelenksrheuma eingesetzt.

Man rührt das Hagebuttenpulver in Joghurt ein und verzehrt es zu den Mahlzeiten. Man kann es auch mit reichlich Wasser nehmen. In warmen Speisen oder Tee darf es nicht verabreicht werden, weil da die hitzeempfindlichen GOPO-Wirkstoffe, auf die es bei der Hagebutte ankommt, verloren gehen.

Die GOPO-Wirkstoffe aus der Hagebutte gibt es in Apotheken als Pulver und als Kapseln.

Preiselbeeren und Cranberries schützen und stärken die Blase

Viele von uns verbinden Preiselbeeren mit einem köstlichen Wildgericht, zu dem die Früchte meist in Form von Kompott oder Konfitüre gereicht werden. Doch die Preiselbeeren können viel mehr. Sie sind eine Naturarznei.

Die rote Preiselbeere wird bis zu 2 Zentimeter groß, hat 4 Luftkammern. Das Fruchtfleisch ist hell und knackig, schmeckt sauer und herb. Preiselbeeren glänzen, sind kugelrund und enthalten viele Samenkörner. Sie sind roh ungenießbar. Nur als Konfitüre oder Kompott und vor allem als Vollfrucht-Saft, schonend gepresst aus dem Fruchtfleisch, der Haut und den Kernen.

Preiselbeeren sind reich an Vitamin C, am Spurenelement Zink sowie am Mineralstoff Kalium, liefern heilsame Gerbstoffe. Das Wertvollste aber sind die sekundären Pflanzenstoffe, auch Bioaktivstoffe genannt. Das sind die Farben der Preiselbeeren.

In Amerika haben die Indianer immer schon ihre großen Preiselbeeren sowohl in der Küche – etwa zur Pute – und in der Hausapotheke eingesetzt. Das sind die Cranberries. 1923 haben amerikanische Ärzte erstmals die Cranberry-Rezepte der Indianer analysiert und nachgewiesen: Die Früchte haben antibiotische Wirkung. Aber erst im Jahr 1984 entdeck-

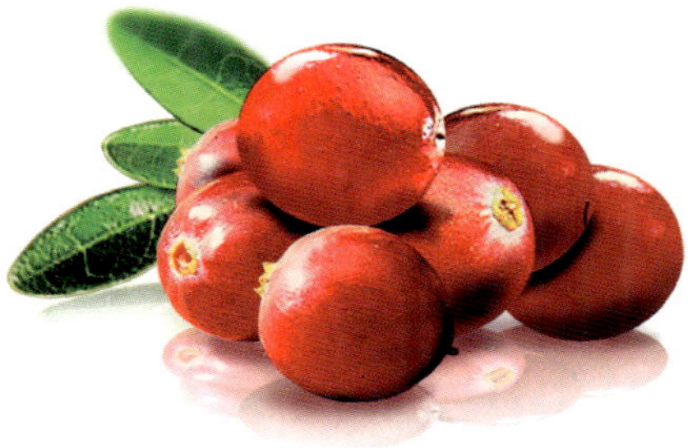

te dann der Urologe Prof. Dr. Sobota von der Youngstone State University Ohio die gezielte Wirkung der Cranberries – und damit auch der Preiselbeeren – für die Gesundheit der Blase.

1994 fand man dann an der Rutger State Universität in New Jersey die Substanzen, die für diese Wirkung entscheidend sind: die Pro-Anthocyane und Pro-Anthocyanidine, die roten Farbmoleküle in den Cranberries und Preiselbeeren.

Der Mechanismus ist verblüffend: Bei einer Blasenentzündung sind in erster Linie Koli-Bakterien im Spiel. Sie dringen in großen Mengen in die Blase ein, fahren ihre Arme und Beine aus, verankern sich damit in der Schleimhaut der Blase und verursachen hier Entzündungen.

Und jetzt kommen die hochaktiven Farb-Moleküle der Preiselbeeren und Cranberries ins Spiel. Sie setzen sich – wie man unter dem Mikroskop sehen kann – auf die Koli-Bakterien und verhindern, dass diese ihre Arme und Füße ausstrecken können. Diese können sich somit nicht in der Blasen-Schleimhaut festsetzen und keine Entzündung hervorrufen. Und wenn man viel trinkt, was im Interesse der Blase wichtig ist, werden sie rasch über die Harnwege ausgeschwemmt.

Da Preiselbeeren und Cranberries keine Nebenwirkungen haben, ist die Saft-Therapie für die Blase mit diesen Beeren auch für die Medizin sehr interessant geworden. Ärzte raten Patienten, die immer wieder zu einer Blasenentzündung neigen, aber auch jenen, die bereits daran laborieren, zu einer Saft-Kur. Vorbeugend trinkt man jeden Tag 1/4 Liter Preiselbeer-Vollfruchtsaft 1 zu 7 mit Wasser verdünnt. Zur Bekämpfung einer Blasenentzündung sollten es schon 2 bis 3 Gläser sein.

Das Trinken von Saft wird von vielen Ärzten gefördert, weil die Bioaktivstoffe der Beeren in flüssiger Form viel intensiver wirken. Man sollte im Reformhaus immer zu Preiselbeer-Vollfruchtsaft und Cranberry-Vollfruchtsaft greifen. Preiselbeersaft gibt's mit Fruchtzucker, Cranberry ungesüßt.

Solche Säfte sind nach dem Donath-Verfahren hergestellt, benannt nach dem ersten Saft-Produzenten Deutschlands, Emil Donath, der vor 110 Jahren erstmals bei Leipzig mit seiner Produktion sämtliche Inhaltstoffe von Früchten auf diese Weise erhalten konnte.

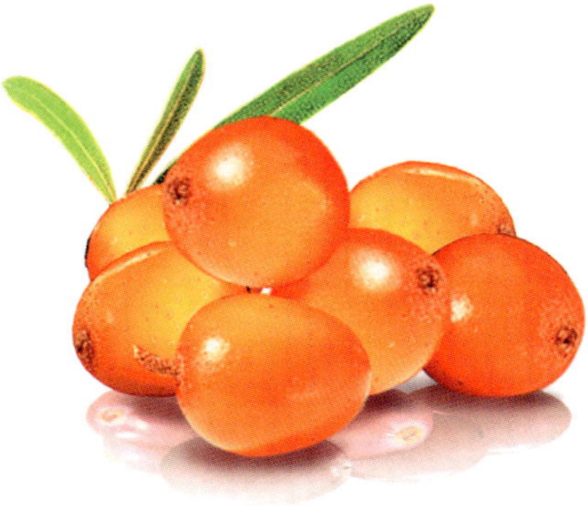

Sanddorn, die „Zitrone des Nordens", ist eine Vitamin-C-Bombe!

Wenn jemand im Winter erkältet ist, niest, hustet oder sich schnäuzt, dann hört er meist den guten Rat: „Du musst Vitamin C nehmen!" Das ist richtig. Unsere Abwehrzellen brauchen Vitamin C als Sprit, um gegen Viren und Bakterien aktiv zu werden.

Es gibt viele Quellen für Vitamin C. Doch die beste, noch dazu heimische, ist der Vollfrucht-Saft aus der Sanddorn-Beere, der in den letzten Jahren wieder enorm an Beliebtheit gewonnen hat.

Sanddorn-Beeren, genannt auch die „Zitronen des Nordens", haben 10 Mal mehr Vitamin C als Zitrusfrüchte. Mit 100 Gramm Sanddorn-Früchten tanken wir 900 Milligramm Vitamin C. Zudem nehmen wir mit Sanddorn noch viele andere Wirkstoffe auf, wie fruchteigene Ballaststoffe für eine bessere Verdauung, Carotinoide, das Provitamin A, Beta-Carotin, Vitamin E, und den Bioaktivstoff Lycopin, ein sekundärer Pflanzenstoff.

Damit stärkt Sanddorn das Immunsystem, schützt uns vor aggressiven Umweltschadstoffen – den sogenannten freien Radikalen. Erst kürzlich hat man entdeckt, dass Sanddorn auch Vitamin B 12 liefert, ein Energie-Vitamin, das sonst überwiegend nur im Fleisch und im Sauerkraut enthalten ist. Eine wichtige Erkenntnis für Vegetarier.

Sanddorn gehört zu den Ölweiden-Gewächsen, ist ein mittelgroßer Strauch mit weideähnlichen Blättern. Die stärkende und schützende Kraft des Sanddorns war den Menschen schon vor über 300 Jahren bekannt. Die leuchtend orangefarbenen Beeren haben einen stark säuerlichen bis herben Geschmack. Der Name Sanddorn kommt wahrscheinlich von der Tatsache, dass der Strauch mit seinen dornigen Ästen bevorzugt in den Sanddünen am Meer wächst. Das Wertvolle für den Vitamin-C-Konsumenten: Sanddorn-Vollfruchtsaft aus dem Reformhaus wird ausschließlich aus Beeren hergestellt, die aus Europa stammen.

Wenn Sie die Kraft der Sanddorn-Beeren in der kalten Jahreszeit optimal nützen wollten, müssen Sie darauf achten, dass es sich um Vollfrucht-Herstellung mit allen Fruchtbestandteilen wie Schale, Fruchtfleisch, Saft und Kernen handelt.

Dieses Verfahren hat der erste deutsche Safthersteller Emil Donath entwickelt, der vor 110 Jahren bereits Saft produzierte. Zuerst wollte man ihm nicht glauben, dass es möglich ist, Obst zu Saft und diesen schließlich haltbar zu machen, ohne dass dabei Alkohol entsteht. Als es dann bewiesen war, verordneten viele Ärzte die Säfte als Medizin. Seit damals nennt man die Vollfrucht-Verwertung aus ganzen Früchten das Donath-Verfahren. Heute wird im Reformhaus für Erwachsene und Kinder eine breite Palette an Sanddorn-Säften angeboten: Sanddorn-Vollfruchtsaft ungesüßt und pur natur, aber auch mit Honig, mit Rohrzucker, mit Fruktose, mit Kernobstdicksaft, mit Orange sowie mit den Vitaminen ACE und Fruchtzucker.

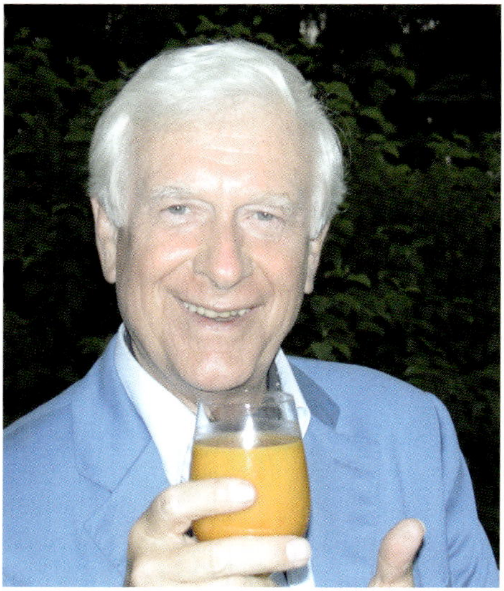

Sanddorn – die Vitamin-C-Bombe für den Winter.

Je nach Sorte decken 2 bis 4 Esslöffel des Tagesbedarf an Vitamin C. Man trinkt den Sanddorn-Vollfrucht-Saft pur oder verrührt ihn 1 zu 6 oder 1 zu 7 zu einem Getränk, das man dann kalt oder warm trinkt.

Sanddorn schützt nicht nur vor Erkältungen. Er stärkt die Nerven sowie die geistige Konzentration, bekämpft depressive Stimmungen, gibt dem Vegetarier Kraft, hat einen positiven Einfluss auf die Bauchspeicheldrüse, auf die Leber und auf die Darmflora. Sanddorn in der Vollfrucht-Verarbeitung ist auch für Schwangere geeignet.

Nach den Früchten finden Sie hier nun gesundes Gemüse, auf das Sie in der kalten Jahreszeit nicht verzichten sollten!

Kohl bringt unserer Gesundheit besonderes Wohl!

Ob Weißkohl, Rotkohl, Wirsing, Blumenkohl oder Grünkohl: Kohlgemüse wird im Winter überall angeboten und gehört zu den beliebtesten Gemüsesorten der Österreicher und Deutschen.

Noch dazu ist es aber auch besonders wertvoll für unsere Gesundheit – allerdings muss er zuerst draußen auf dem

Feld den ersten Frost erlebt haben, denn dieser stabilisiert eine Reihe von Wirkstoffen in den Kohlblättern.

Was steckt nun alles Gesundes im Kohl?

- Kohlblätter enthalten viel Betacarotin und die Vitamine A, E- und jene der B-Gruppe. Besonders erwähnenswert ist allerdings der Vitamin-C-Gehalt des Kohls: Mit 100 Gramm Kohlgemüse deckt man den Tagesbedarf an Vitamin C, der auch beim Kochen erhalten bleibt!

- Zudem steckt in den Kohlblättern viel Kalzium: Mit einer Portion Kohlgemüse von rund 250 Gramm nimmt man soviel Kalzium auf, wie in zwei Gläsern Milch stecken, allerdings ist Kalzium aus Pflanzen schlechter verwertbar.

- Kohl schützt durch seinen Anti-Ulcus-Faktor vor Magen- und Darmbeschwerden. Wie Fachärzte von der Universität Essen herausgefunden haben, kann das Risiko für Magen- und Darmkrebs durch Kohl deutlich gesenkt werden.

- Wer Kohlgemüse gerne isst, aber nach dem Genuss unter Blähungen leidet, ein Tipp: Das Gemüse für 1 bis 2 Tage in das Tiefkühlfach geben, die Kälte macht die Blätter besser verdaulich. Und eines dürfen Sie auf keinen Fall: Kohl vom Vortag aufwärmen! Kohl enthält Nitrate und Nitrite aus dem Boden, die beim Wiedererwärmen in krebserregende Nitrosamine umgewandelt werden.

Haben Sie nun Lust auf ein Kohlgericht bekommen? Hier ein einfaches Rezept:

250 Gramm Lammfleisch, 3 Zwiebeln und 250 Gramm Kartoffeln in Würfeln schneiden, 500 Gramm Wirsing putzen, waschen und ohne Strunk hobeln, das Fleisch 10 Minuten in einem Topf mit Öl anbraten, Zwiebeln dazugeben, 3 Minuten braten, Wirsing ebenfalls in den Topf geben, 2 Minuten anbraten und dann mit 1/4 Liter Gemüsebrühe aus dem Reformhaus aufgießen. Zugedeckt rund 30 Minuten kochen, mit Salz, Pfeffer und Kümmel würzen und mit Petersilie bestreut servieren.

- Eine besondere Kohlart ist übrigens der Chinakohl: Er liefert uns – neben viel Vitamin C, wie es auch in den anderen Kohlgemüsen enthalten ist – pflanzliches Eiweiß in hoher Qualität. Dieses Eiweiß ist im Gegensatz zum tierischen Eiweiß gänzlich fettfrei. Chinakohl ist außerdem ein wunderbarer Schlankmacher: 100 Gramm dieser Gemüseart haben nur 15 Kalorien und sind außerdem bestens verdaulich.

Brokkoli: ein Gemüse, das uns ans Herz wachsen sollte!

Der Brokkoli, auch Spargel-, Winterblumen-, oder Sprossenkohl genannt, ist eine mit dem Blumenkohl eng verwandte Gemüseart. Der aus Kleinasien stammende Broccoli war zuerst nur in Italien bekannt – rund um Verona ist auch heute noch das Hauptanbaugebiet – hat aber mittlerweile ganz Europa erobert.

Und das ist gut so, denn er enthält viele sekundäre Pflanzenstoffe, wobei zu den wichtigsten das Sulforaphen, verschiedene Glucosinolate und Carotinoide zählen, die in ihrer Wirkung vom Vitamin C unterstützt werden und unter anderem vor Krebs schützen können.

Studien an der John Hopkins Universität in Baltimore, USA, zeigten, dass das Sulforaphen im Brokkoli, gemeinsam mit den Glucosinolaten das Krebsrisiko deshalb senkt, weil es die Produktion von Schutz-Enzymen anregt, die die krebserregenden Stoffe in den menschlichen Zellen unschädlich machen können.

Und wissen Sie, warum besonders Taxi- und LKW-Fahrer besonders oft Brokkoli essen sollten? Deshalb, weil das Sulforaphen in dieser Gemüseart Umweltschadstoffe, die im Straßenverkehr entstehen, bindet und den Abtransport aus dem Körper fördert.

Der „Wunderinhaltsstoff“ Sulforaphen stärkt auch die Magenschleimhäute und wirkt auf diese Weise vorbeugend gegen Magengeschwüre und bestimmte Formen von Gastritis.

Wie Studien zeigten, wirkt dieser sekundäre Pflanzenwirkstoff auch vorbeugend gegen das Bakterium Helicobacter Pylori.

Im Brokkoli steckt aber auch viel hochwertiges Eiweiß und Kohlenhydrate, Ballaststoffe für Magen und Darm, Kalzium für die Knochen, Eisen fürs Blut, die Vitamine B1, B2, B6 und Folsäure für die Nerven, für den Stoffwechsel sowie für Herz und Kreislauf, Vitamin C gegen Stress und Erkältungen.

Brokkoli stärkt deshalb besonders im Winter das Immunsystem und ist ein Gemüse, das für alle empfehlenswert ist, die unter großem Stress leiden.

Die Kürbisse: Unsere leuchtendorangen „Helfer“ bei Blasen-, Nieren- und Prostataleiden

Seitdem das Fest Halloween, das vor allem in Irland und Nordamerika gefeiert wird, und den „Vorabend des Allerheiligen-Tages“ (zwischen 31. Oktober und 1. November) bezeichnet, sich auch in Deutschland und Österreich zunehmender Beliebtheit erfreut, erlebt auch der Kürbis wieder eine Renaissance.

Einerseits um die gruselige Halloween-Tradition mit den hässlichen Fratzen, die in Kürbisse geschnitzt werden und in Gärten und Häusern aufgestellt werden, wieder hochleben zu lassen, andererseits auch wegen seiner kulinarischen Vielfältigkeit.

Außerdem können wir mit den Kürbissen, die es fast den ganzen Winter kugelrund und riesig oder kleiner und länglicher gibt, sehr viel für unsere Gesundheit tun:

- Kürbisse fördern die Verdauung und neutralisieren Gift- und Gärstoffe im Darm und mit Kürbisspeisen kann man erhöhte Cholesterinwerte senken.

- Kürbisse wirken harntreibend, deshalb sollte man bei Nieren- und Prostataleiden vermehrt zu ihnen greifen. Sie stärken auch die Nerven und sind zudem wunderbar geeignet, um die schlanke Linie zu erhalten: 100 Gramm Kürbis hat nämlich nur 25 Kalorien.

- In der kalten Jahreszeit hat der Kürbis aber eine besonders wichtige Aufgabe: Er stärkt die Immunkraft der Blase und kann damit oft helfen, eine quälende Blasenentzündung abzuwenden. Man sollte daher jeden Tag 2 Esslöffel Kürbiskernöl zu sich nehmen oder 2 Esslöffel grüne weichschalige Kürbiskerne kauen. In den Kürbiskernen, im Öl und im Fruchtfleisch stecken die Substanzen Sitosterin, Delta-7-Sterole und Phytoöstrogene, mit denen die Immunkraft der Blase gestärkt werden kann.

- Das Kürbisfleisch enthält außerdem viele Ballaststoffe und Enzyme, die die Bauchspeicheldrüse entlasten sowie den Farbstoff Carotin, der die natürlichen Abwehrkräfte stärkt.

Wussten Sie übrigens, dass die Kürbisse – wie die Gurke und Tomate – botanisch zu den Beeren zählen?

Ein Tipp: Die kleinen Kürbisse haben mehr Wirkstoffe als die riesengroßen. Wenn Sie ein Stück von einem größeren Kürbis kaufen, sollten Sie darauf achten, dass dieser am gleichen Tag abgeschnitten wurde.

Hier noch ein wunderbares Rezept für eine cremige Kürbissuppe, die den Gaumen und das Auge erfreut:

Für 2 Personen 130 Gramm Kürbisfleisch raffeln, zu einer fein gehackten Zwiebel geben, die man zuvor in etwas Butter gedünstet hat. Anbraten, dann in 1/2 Liter Gemüsebrühe einrühren, einmal aufkochen lassen und mit etwas Sauerrahm (saurer Sahne) verfeinern!

Rote Rübe (Rote Bete): Die kraftspendende Knolle für mehr Winterpower

Die Rote Bete, wie sie in Deutschland genannt wird, oder die Rote Rübe, wie sie in Österreich heißt, ist mit der Zuckerrübe und dem Mangold verwandt und kam mit den Römern nach Mitteleuropa.

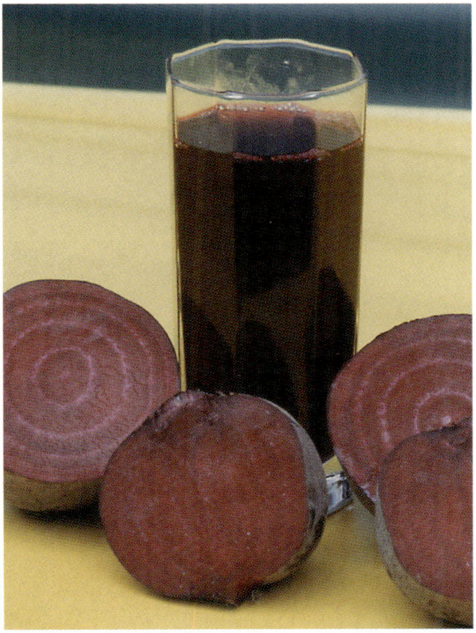

Speziell im Winter bringt die rote Knolle viel Power für unsere Gesundheit:

- Das Betanin, das zur Gruppe der Anthocyane gehört, ist der Farbstoff der Roten Bete und kann Krankheitserreger folgendermaßen bekämpfen: Es macht Viren und Bakterien inaktiv und fördert ihren Abtransport aus dem Körper. Dadurch können die natürlichen Abwehrkräfte „siegen“.

- Der Eiweißbaustein Betain stärkt die Leber und lässt Fettpölsterchen im Körper leichter schmelzen.

- Die Rote Bete enthält außerdem viel Bioaktivstoffe, die Spurenelemente Kupfer für bessere Konzentration und gesunde Gelenke, Eisen fürs Blut, Chrom gegen Übergewicht, Mangan zur Vorbeugung gegen Rheuma, Zink und Selen für die Immunkraft.

- Ist die Knolle zwar an und für sich eher arm an Vitaminen, so ist sie mit zweien sehr reich gesegnet: dem Vitamin B12 und der Folsäure. Sie schützt damit vor zu hohen Homocystein-Werten und damit vor frühzeitiger Arteriosklerose und vor Herz- Kreislauferkrankungen.

- Sie stärkt nicht nur die Wirkung von Vitamin C, das wir aus anderen Lebensmitteln aufnehmen, sondern auch unsere Nerven und fördert die Blutbildung. Rote Bete vertreibt Müdigkeit und schützt vor Infektanfälligkeit. Außerdem sorgt sie für eine positive Stimmung, weil die Folsäure jene Botenstoffe im Gehirn aktiviert, die für Glücksgefühle verantwortlich sind. Haut, Haare und Nägel werden schöner, die Verstopfung wird bekämpft.

▪ Wenn Sie Medikament einnehmen, die das gesunde Blutbild stören, sollten Sie regelmäßig Rote-Bete-Saft trinken.

▪ Achtung: Wer zu Nierensteinen neigt, sollte dieses Gemüse nur sparsam essen, da es steinbildende Oxalsäure enthält.

Wie Sie die tolle Knolle in Ihren Speiseplan einbauen können:

▪ Achten Sie darauf, vorwiegend Rote Bete aus biologischem Anbau zu kaufen, weil die Rübe aus dem Boden wie ein Schwamm alle schädlichen Substanzen aufsaugt. Sie sollten auch eher kleine Rüben verzehren, da diese zarter sind und auch weniger Nitratgehalt aufweisen. Weiche Rüben mit dunklen Flecken sollten Sie meiden!

▪ Zarte rote Rüben kann man roh schälen, reiben, mit Zitronensaft beträufeln und mit ein paar Tropfen Olivenöl genießen. Oder die Rote Bete im Wasser zwischen 20 und 40 Minuten kochen, größere Rüben brauchen sogar manchmal eineinhalb Stunden. Danach schälen, in kleine Stücke oder Räder schneiden und mit einer Marinade aus Olivenöl, Salz, Pfeffer, Kümmel und Meerrettich (Kren) zubereiten. Statt Essig Zitronensaft verwenden, da dessen Vitamin C verhindert, dass Nitrate aus der Roten Bete in krebserregende Nitrosamine umgewandelt werden.

▪ Beliebt ist auch der Rote-Bete-Saft – er schützt wunderbar vor Erkältungen, wenn man jeden Tag 1/4 Liter trinkt und man wird auch schneller wieder gesund, wenn es einen einmal erwischt hat!

Schwarzwurzeln: Vitalität für unsere grauen Zellen!

Die Schwarzwurzeln, ein typisches Wintergemüse (deshalb werden sie auch als „Winterspargel" bezeichnet), stammen ursprünglich aus Mitteleuropa und waren schon unter den Germanen sehr bekannt.

Unter Kaiser Karl dem Großen galten die langen, schwarzen Stangen als Essen für feine Leute – im Laufe der Zeit wurden sie aber der „Spargel der armen Leute" genannt.

Wie auch immer man sie bezeichnet: Die Schwarzwurzeln sind ein besonders günstiges Gemüse und wunderbar geeignet als Vitalelixier für ältere Menschen.

Was ist nun an wertvollen Inhaltsstoffen in den Schwarzwurzeln enthalten und wie fördern diese unsere Gesundheit?

▪ Sie enthält viele Ballaststoffe und fördert so die Verdauung. Sie ist äußerst kalorienarm und hilft beim Abnehmen. Außerdem enthält sie reichlich Vitamin B1, das unsere Nerven stärkt.

■ Zudem stecken in den Stangen auch viele Mineralstoffe und Spurenelemente: Magnesium für Herz und Kreislauf, Kalium für die Verdauung und für die Muskeln, Eisen fürs Blut, Kupfer für unsere Gehirnarbeit, Mangan für die Leber.

■ Isst man reichlich von diesem Gemüse, wird dadurch die Entgiftung der Leber gefördert, die Bildung der roten Blutkörperchen angeregt und das Eindringen von Umweltgiften, vor allem Blei, in den Körper gebremst.

■ Besonders Frauen, die in die Wechseljahre kommen, sollten einmal pro Woche zu den Schwarzwurzeln greifen, da man mit ihnen der gefürchteten Knochenverkalkung vorbeugen kann.

■ Neu wird Ihnen vielleicht aber sein, dass die Schwarzwurzeln auch unser Gehirn in Hochform bringen können: Wer das Wintergemüse oft genießt, hat eine bessere Konzentration, kann Vergesslichkeit bekämpfen – ein wahrer Jungbrunnen für die grauen Zellen!

Einziger Nachteil dieser Gemüsesorte: Die lange „Vorarbeiten", damit man sie endlich verzehren kann. Sie sind nämlich außen schwarz und voller Erde und man muss sie zuerst sauber bürsten, die Blatt- und Wurzelansätze abschneiden und mit einem Kartoffelmesser schälen. Am besten Gummihandschuhe anziehen, da der weiße Saft der Wurzeln die Hände verfärbt.

Damit die Stangen schön weiß bleiben, in Essigwasser oder in Zitronenwasser geben und 20 Minuten kochen, dann als Salat oder Beilage oder gesundes Hauptgericht servieren.

Im Folgenden stelle ich Ihnen zwei Nahrungsergänzungen vor:

Der Winter macht alt: OPC-Stoffe wirken wie ein Jungbrunnen

Die Menschen werden heutzutage immer älter. Und sie wollen dieses Alter vital, fit und gesund genießen – und dabei auch attraktiv und jung aussehen. Speziell in der kalten Jahreszeit gelingt das nicht immer. Durch verstärkte Belastung mit Umweltschadstoffen, trockene Luft in beheizten Räumen, durch mangelnde Sonne und durch zu wenig Bewegung wirken viele Menschen ab 40 im Winter älter. Dermatologen bestätigen es: In den kalten Monaten verstärkt sich ganz deutlich die Tiefe der Falten im Gesicht. Haut, Haare und Nägel lassen oft zu wünschen übrig.

Das allerdings ist nur das Problem der äußeren Erscheinung. Im Inneren des Organismus – in den einzelnen Zellen – bauen sich noch viel mehr Gefahren auf, die uns alt und krank machen können. Zahllose wissenschaftliche Studien in aller Welt beweisen: zu keiner Jahreszeit entstehen im Körper derart viele hoch aggressive

Schadstoff-Moleküle wie im Winter, die uns allen längst als „Freie Radikale“ bekannt sind. Sie attackieren unsere Zellen. Doch es ist auch bekannt, dass wir mit ganz bestimmten Substanzen – den sogenannten Antioxidantien – die Freien Radikale abwehren, entschärfen und unschädlich machen können.

Der französische Wissenschaftler Prof. Dr. Jack Masquelier befasst sich seit über 60 Jahren mit der Frage: Gibt es Jungbrunnen-Kräfte, die uns massiv vor den aggressiven Schadstoffen, die aus der Umwelt kommen, aber auch bei körpereigenen Stoffwechselgeschehen entstehen, schützen können?

Und er hat tatsächlich solche Naturkräfte gefunden: Es sind die oligomeren Pro-Cyanidine, kurz OPC-Stoffe genannt, mit dem Phyto-Nährstoff Anthogenol. Sie sind in Obst und Gemüse, in höheren Konzentrationen in Rinden und Schalen, aber am intensivsten in höchster Konzentration in der Rinde von Pinien und in Traubenkernen enthalten.

In der Natur sind sie sozusagen die Abwehrkräfte für Pflanzen und Früchte, bekämpfen schädliche Mikroorganismen. Der Mensch kann sie für seine Gesundheit, Vitalität und Fitness nützen. Dazu müssen sie aber in einem speziellen Extraktions-Verfahren gewonnen werden. Damit hat Prof. Dr. Masquelier Bahnbrechendes geleistet. Er hat nämlich entdeckt: Das OPC-Anthogenol wirkt nur in Form von klein- und niedrigmolekularen Strukturen mit 2 bis 5 Flavanol-Einheiten. Nur dann ist die Bioverfügbarkeit gewährleistet.

Das Faszinierende an den OPC-Stoffen: Bereits 40 Minuten nach der Einnahme sind sie im ganzen Körper – auch im Gehirn – nachweisbar.

Es gibt 3 Möglichkeiten, den OPC-Nährstoff Anthogenol zu nützen:

- Am einfachsten ist es, sie als Kapseln in einer Dosierung zwischen 100 bis 300 Milligramm pro Tag einzunehmen. Am besten mit einem Glas Orangensaft, weil Vitamin C die Wirkung der OPC-Stoffe verstärkt und umgekehrt auch das Vitamin C intensiver wirkt. Es ist sinnvoll, die OPC-Stoffe morgens einzunehmen, weil der Phyto-Nährstoff Anthogenol wach macht. Milch ist ungeeignet, er hemmt die OPC-Wirkung.

- Man kann OPC-Stoffe auch als Tropfen einnehmen, wenn man keine Kapseln mag. Sie schmecken allerdings nicht besonders.

- Und dann gibt es die Gesichtscreme. Kombiniert mit der Einnahme von OPC bekommt da die Haut eine Kraft geliefert, die einen sichtbaren Verjüngungseffekt möglich macht. Man merkt das am besten, weil die Faltentiefe geringer, die Haut elastischer und Altersflecken heller werden.

Prof. Dr. Masquelier betont: Wir können uns dem naturgegebenen Alterungsprozess nicht entziehen. Doch wir können ihn mit OPC-Stoffen bremsen und dem Abbau von Zellen – vor allem auch Gehirnzellen – entgegenwirken. Dadurch bleiben Körper und Geist länger jung. Das trifft auf den Sauerstoffgehalt des Blutes genau so zu wie auf die Gelenke, Muskeln und auf die gesamte Durchblutung. Die OPC-Stoffe fungieren als Kräftigungsmittel und wirken leistungssteigernd. Zudem kann man die OPC-Stoffe mit dem Phyto-Nährstoff Anthogenol auch gezielt einsetzen, um eine Reihe von Beschwerden – speziell in der kalten Jahreszeit – zu lindern und positiv zu beeinflussen. Die Erklärung dafür: Viele gesundheitliche Probleme sind die Folge von Zellschäden, ausgelöst durch hochaggressive Freie Radikale. Man spricht in der Medizin vielfach auch von radikalassoziierten Erkrankungen. Mit OPC-Stoffen kann man viel für die Venen, für die Augen und gegen Allergien tun.

Und das weiß man heute über den Einfluss der OPC-Stoffe: Sie sorgen für einen gesunden Blutfluss und verbessern die Blutfließeigenschaften. Sie helfen bei der Reparatur der Gefäßwände – Kollagensynthese. Sie wirken Gefäßverschlüssen entgegen und sind daher ein Schutz für viele Herz- und Kreislauf-Erkrankungen. Der Sauerstoffbedarf und das Sauerstoff-Angebot im Organismus werden reguliert, Wunden heilen schneller, der Körper wird stabiler gegenüber Allergie-Attacken. Die Sehschärfe der Augen kann um bis zu 30 Prozent verbessert werden, weil die Durchblutung der Kapillaren und die Kollagenstruktur der Linse gefördert wird. Die Lebensqualität des Diabetikers kann durch OPC ebenfalls verbessert werden.

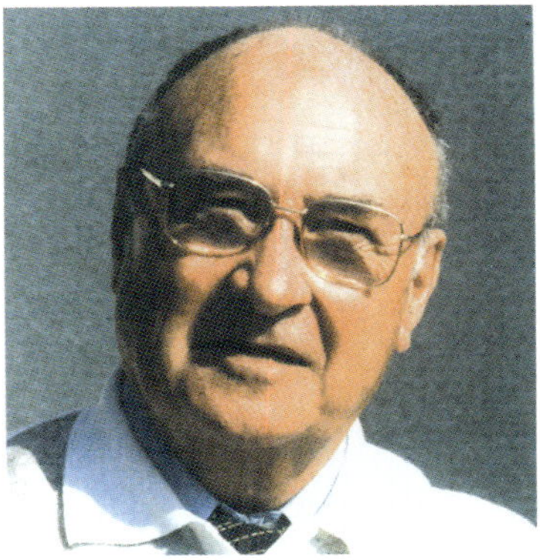

Prof. Dr. Jack Masquelier: Der französische Wissenschaftler entdeckte die OPC-Substanzen mit dem Phyto-Nährstoff Anthogenol.

Der Probiotika-Stick: Winterservice für die Darmflora

Eine Situation, wie man sie oft in der kalten Jahreszeit erlebt: Man bekommt einen schweren grippalen Effekt, der durch Viren ausgelöst wird. Und plötzlich gibt es Komplikationen, weil sich zudem eine bakterielle Infektion einstellt.

Der Arzt muss Antibiotika einsetzen, die Magenbeschwerden, Durchfall und viele andere Verdauungsstörungen auslösen können. Denn: Die Antibiotika greifen nicht nur die gesundheitsschädlichen, krankmachenden Bakterien an, sondern killen auch die guten, positiven Bakterien, die in unserem Darm so wichtig für uns sind.

Wohlbefinden und Gesundheit hängen nämlich in hohem Maße von einer gesunden Darmflora ab. Dieser Welt der schützenden Bakterien ist es zu verdanken, dass etwa 70 Prozent unserer Immunkraft im Darm aufgebaut und stabilisiert wird. Diese Darmflora wird aber nicht nur durch Antibiotika zerstört, sondern auch durch eine permanent falsche Ernährung, durch Zusatzstoffe in den Lebensmitteln sowie eine Reihe von Krankheiten. Bei den positiven Bakterien handelt es sich zumeist um sogenannte probiotische Milchsäure-Bakterien, die eine natürliche Schutzbarriere gegen schädliche Keime bilden, die Infektionen auslösen können. Wenn die Darmflora gestört ist, dann gerät das gesamte Abwehrsystem aus dem Gleichgewicht: Pilze nehmen überhand. Es kommt zu Allergien und Hautkrankheiten. Das Immunsystem wird geschwächt, es können Entzündungen im Darm entstehen. Das Risiko für Dickdarmkrebs steigt. Die Betroffenen sind müde, gereizt, erschöpft und haben schlechte Stimmung. Das alles geschieht im Winter besonders oft.

Was kann man nun tun, damit die Darmflora gesund und intakt bleibt und wie kann man eine gestörte Darmflora wieder in ihr gesundes Gleichgewicht bringen? Bereits im Jahr 1912 hat der russische Biologe und Nobelpreisträger Ilja Metschnikoff am Pasteur-Institut in Paris nachgewiesen: Überall, wo die Menschen sehr alt werden und dabei fit bleiben, werden in großen Mengen fermentierte Milchprodukte mit Milchsäure-Bakterien – also Joghurt, Sauermilch und Kefir – konsumiert. Die Erkenntnis daraus war, dass man mit der Zufuhr von lebenden guten Bakterien dem Darm helfen kann, gesund zu bleiben oder rascher wieder zu genesen.

Die deutsche diplomierte Ernährungswissenschaftlerin Sabine Hartwig meint dazu: „Es sind überwiegend Lactobazillen und Bifidobakterien, die wir im Darm haben. Das Baby, das ja seine Darmflora erst aufbauen muss, bekommt diese schützenden Bakterien zunächst über die Muttermilch. Dadurch wird auch das Immunsystem des Säuglings gestärkt. Und darum tendieren Kinder, die nicht gestillt wurden, wohl auch leichter zu Krankheiten. Interessant ist, dass man nach 1912 häufige Durchfall-Erkrankungen bei Kleinkindern mit speziellen Joghurts bekämpft hat, die man in der Apotheke kaufen musste. Heute spricht man von probiotischen Milchprodukten, mit denen man dem Darm hilfreiche, aktive Milchsäure-Bakterien zuführt, damit die Darmflora gestärkt wird. Wichtig ist, dass man diese Bakterien regelmäßig zuführt.

Aus der täglichen Nahrung tankt man gesundheitsfördernde Milchsäure-Bakterien aus Sauerkraut, Joghurt, Kefir, Frischkäse und Sauermilch. Allerdings hat man nur bei probiotischen Lebensmitteln die Sicherheit, dass die guten Bakterien lebend im Darm ankommen und hilfreich eingreifen können. Man muss daher bei probiotischen Lebensmitteln unbedingt auf das Ablaufdatum achten, denn nur bis dahin kann man auch sicher sein, dass die probiotischen Kulturen noch in ausreichender Menge existieren.

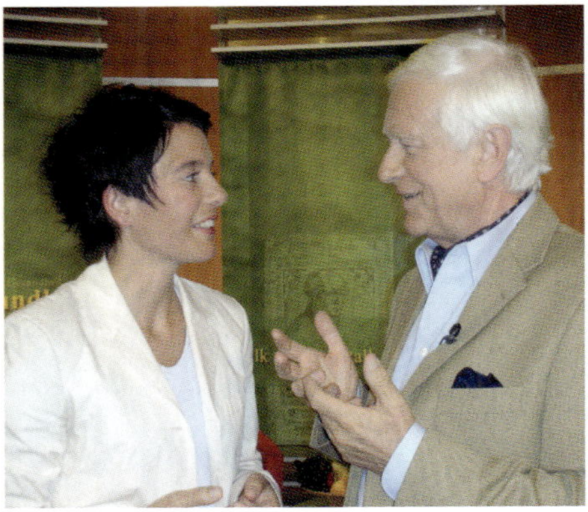

Die Zufuhr von Probiotika ist speziell im Winter eine wichtige Maßnahme zum Schutz der Darmflora: Prof. Bankhofer im Gespräch mit der deutschen dipl. Ernährungswissenschaftlerin Sabine Hartwig.

Das war auch der Grund, warum man im deutschen Cape June-Zentrum mit Wissenschaftlern an einer neuen Entwicklung gearbeitet hat: eine Nahrungs-Ergänzung in Form eines probiotischen Nutrilance-Sticks. Dieser Stick hat die Größe eines schmalen Zuckerröhrchens, wie man es im Cafe serviert bekommt. Darin befindet sich ein probiotisches Pulver, angenehm süß und cremig im Geschmack. Dazu die Ernährungswissenschaftlerin Sabine Hartwig: „Man kann das Pulver ohne Flüssigkeit direkt zu sich nehmen und kann den Probiotika-Stick überall mitnehmen. Er muss nicht gekühlt werden wie ein Joghurt und ist auch für all jene geeignet, die keine Milchprodukte mögen und dennoch etwas für ihre Darmflora tun wollen. Der Stick ist auch ein idealer Reisebegleiter in exotische Länder, wo die es oft zu Darmproblemen kommen kann."

In dem Nutrilance-Stick, den man unter der Internetadresse www.capejune.de erhält, sind 3 probiotische Kulturen von Milchsäure-Bakterien und der Ballaststoff Inulin enthalten, der ein ideales Milieu zur Produktion neuer guter Darmbakterien schafft. Ein Stick täglich genügt für eine optimale Schützenhilfe für die körpereigene Darmflora. Die regelmäßige Zufuhr von Probiotika ist ein wichtiger Beitrag, wenn man fit durch den Winter gehen möchte, denn speziell in der kalten Jahreszeit ist unser Darm vielen Angriffen ausgesetzt.

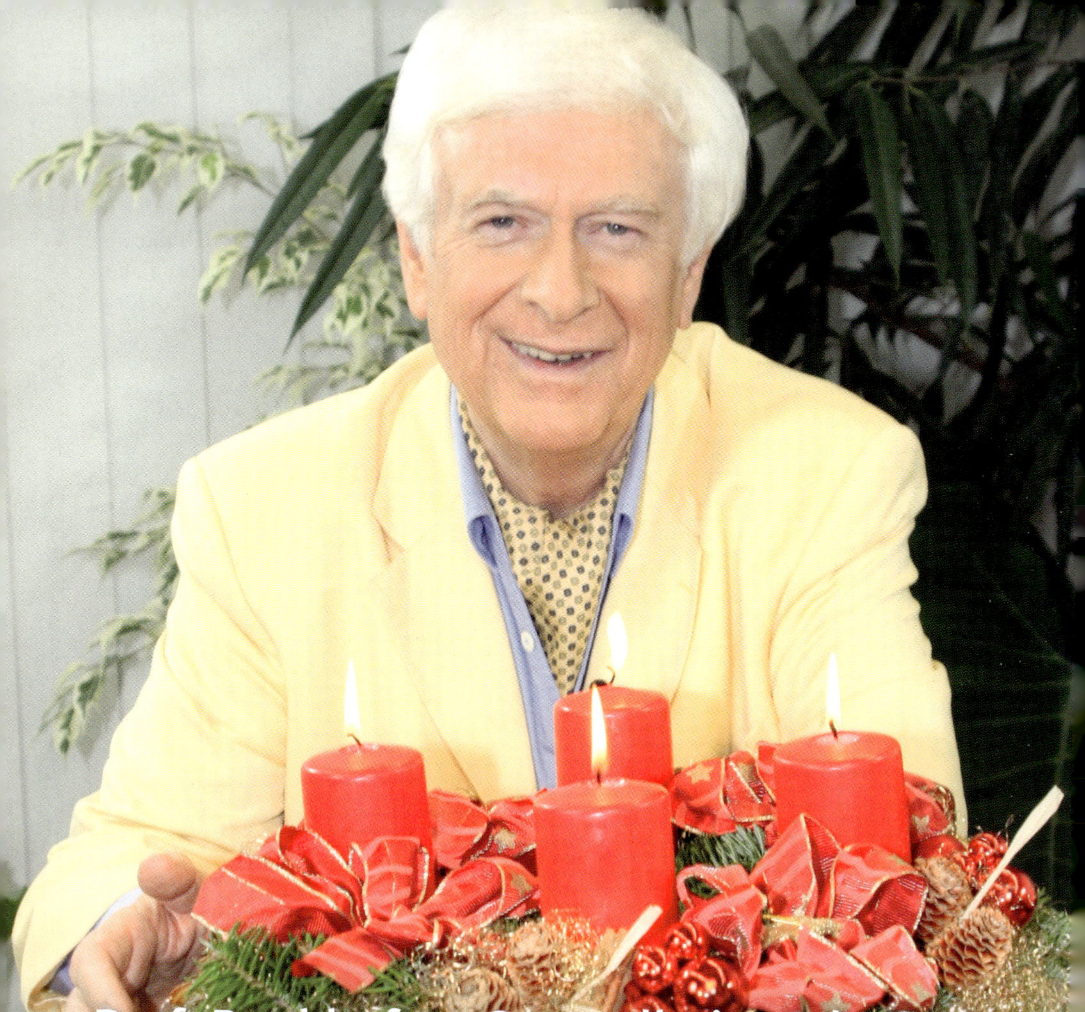

Prof. Bankhofers Gesundheits-Advent-Kalender mit 24 Wellness-Stationen

Wollen Sie gesund, fit und vital durch die ersten 24 Tage des Dezembers kommen? Wollen Sie sich gleichzeitig optimal auf das Fest vorbereiten, damit Sie es dann auch wirklich voll und ganz genießen können? Dann kommen Sie mit mir von Station zu Station, von Tag zu Tag, öffnen Sie symbolisch die „Fenster“ meines Gesundheits-Adventkalenders.

Stressfest in die „stillste Zeit“ im Jahr

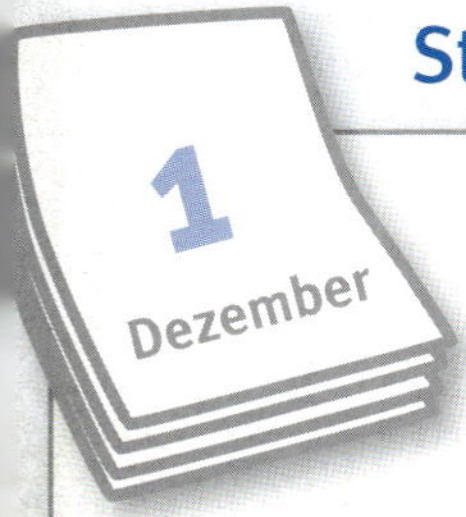

Der Advent ist für die meisten von uns ein Höhepunkt des Jahres. Die Vorbereitung auf das Weihnachtsfest sollte die „stillste Zeit im Jahr“ sein, eine Zeit der Besinnung und der Einkehr. Doch wie sieht es heute in Wahrheit aus? Mit Beginn des Advents werden wir nicht beschaulicher und ruhiger. Die meisten stürzen sich geschäftig in eine sinnlose und gesundheitsschädliche Vorweihnachts-Hektik.

Sie sollten es daher endlich einmal anders machen! Beenden Sie dieses Jahr den unnötigen Vorweihnachtsstress, damit Sie das Fest dann gesund, fit und vital genießen können. Es ist gar nicht so schwer etwas dafür zu tun.

Wenn der vorweihnachtliche Trubel noch so groß ist, wenn Sie noch so viel zu tun haben. **Im Interesse Ihrer Gesundheit müssen Sie sich für gewisse Schutzmaßnahmen Zeit nehmen und sollten Inseln der Ruhe schaffen:**

- Genießen Sie zweimal pro Woche im Advent ein heißes oder zumindest sehr warmes Wannenbad, in dem Sie 1/2 Kilo Kochsalz, Meersalz oder Salz aus dem Toten Meer, das Sie in der Apotheke erhalten, auflösen. 25 Minuten darin baden. Auch ein Bad mit Melissen- oder Lavendel-Zusatz eignet sich ideal. Die ätherischen Öle dieser Heilpflanzen versetzen das vegetative Nervensystem in Harmonie.

- Ziehen Sie sich für eine Stunde zurück, hören Sie Ihre Lieblingsmusik oder lesen Sie in einem Buch.

- Und genießen Sie jedes Wochenende das Kerzenlicht auf Ihrem Adventkranz. Setzen Sie sich hin, lassen Sie Ruhe in sich einkehren und begehen Sie die stillste Zeit des Jahres zumindest ein paar Minuten lang...

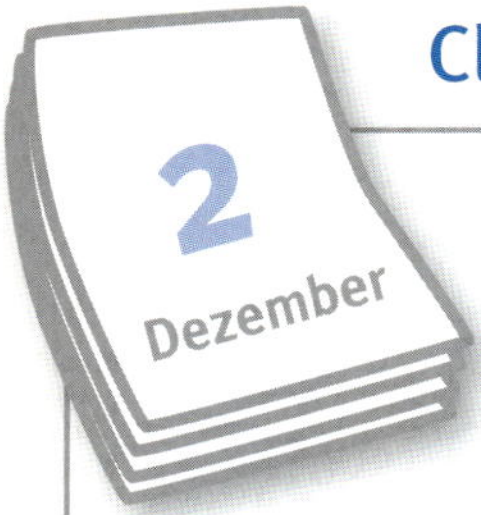

Clevere Nahrung für hektische Tage

Schenken Sie gerade in der Vorweihnachtszeit Ihrer Ernährung große Aufmerksamkeit. Beginnen Sie den Tag mit einem Super-Frühstück oder mit 2 Scheiben Vollkornbrot mit etwas Butter und knackig frischem Gemüse. Lassen Sie das Mittagessen aus und nehmen Sie sich dann etwas Zeit für ein frühes Abendessen.

Für den kleinen Hunger „zwischendurch" greifen Sie zu gesunden Naturprodukten wie zu einer Banane, einem Apfel oder Trockenfrüchten.

Wichtig ist, dass Sie die Mahlzeiten in Ruhe zu sich nehmen und Nahrungsmittel wählen, die den Stress bekämpfen helfen. Dazu gehören Produkte, die das „Nerven-Vitamin" B 1, den Anti-Stress-Mineralstoff Magnesium, den Nerven-Mineralstoff Kalium und das Anti-Stress-Vitamin C enthalten.

B 1 finden wir in allen Vollkornprodukten, im Naturreis. Magnesium gibt es reichlich ebenfalls im Vollkorn, im Naturreis, in den Sojaprodukten, in Nüssen und in Mandeln. Kalium tanken wir mit Meeresfisch, Milchprodukten, Kartoffeln und Vollkorn. Besonders viel Vitamin C enthalten z. B. Orangen, grüne Paprikaschoten, Kiwis oder Sauerkraut.

Wenn das Fest naht und sich die Arbeit häuft, leiden manche besonders an Nervosität. Dagegen kann man einfache Hausmittel einsetzen:

- Lösen Sie jeden Tag zweimal 2 Esslöffel Johanniskrautsaft (Reformhaus) in etwas Wasser auf und trinken Sie die Mischung in langsamen Schlucken.
- Lassen Sie einen Teelöffel Honig langsam auf der Zunge zergehen.
- Knabbern Sie Sonnenblumen- oder Sesamsamen-Körner.
- Kauen Sie Trockenfrüchte wie zum Beispiel Datteln, Rosinen, Dörrpflaumen und Apfelringe.
- Verrühren Sie 3 Esslöffel Schlehdornsaft in 1/4 Liter stilles Mineralwasser.

Frischluft und Gemüsebrühe gegen Erschöpfung

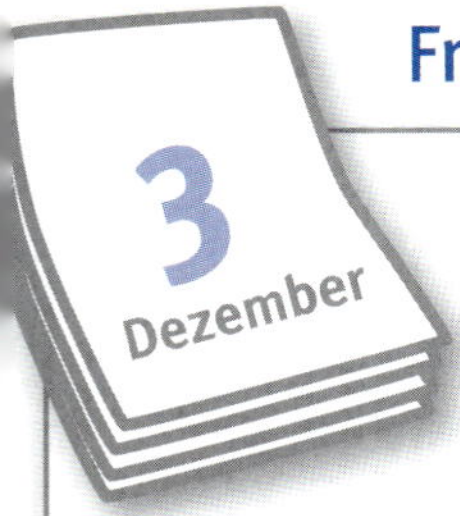

Mancher stöhnt schon in den ersten Adventtagen: „Ich fühle mich kraftlos. Es gibt eine Reihe von natürlichen Rezepten, mit denen man rasch wieder zu Kräften kommt.

Viele denken: Wenn man erschöpft ist, muss man ruhen, um wieder zu Kräften zu kommen. Im Gegenteil: Man sollte sich an der frischen Luft bewegen. Ideal sind Spaziergänge in freier Natur. Wichtig ist, dass man dabei nicht übertreibt. Anstrengende Sportarten sind nicht geeignet.

Nützen Sie die Zeit für tiefe Atemübungen, damit Ihre Lungen einmal wieder so richtig ausgelüftet und mit Sauerstoff versorgt werden.

Man kann auch über die Ernährung – mit frischem Obst, rohem Gemüse und Vollkornbrot – gegen die Erschöpfung ankämpfen. Sehr wichtig: 1 1/2 bis 2 Liter Wasser am Tag trinken.

Ein einfaches, aber sehr wirksames Rezept gegen die Erschöpfung: Nehmen Sie eine Tasse lauwarme Gemüsebrühe in kleinen Schlucken zu sich. Sie gibt schnell neue Kraft. Oder streichen Sie einen Esslöffel Senf auf ein Stück Vollkornbrot. Langsam essen. Oder genießen Sie eine saure Gurke. Wichtig ist auch Nahrung, die reich an Magnesium ist: Naturreis, Nüsse, Rosinen.

Sehr viel Kraft erhält man auch durch geschälte Kartoffel mit Topfen (Quark). Das Geheimnis dabei: Geben Sie in den Topf, in dem die Kartoffeln mit wenig Wasser gegart werden, einen frischen Pfefferminze-Zweig dazu.

Sie können die Erschöpfung im Advent auch mit Gerüchen bekämpfen: Man gibt jeweils 5 Tropfen Rosmarin-Öl, Rosen-Öl oder Bergamotte-Öl in ein Textil-Taschentuch und schnuppert tagsüber immer wieder daran.

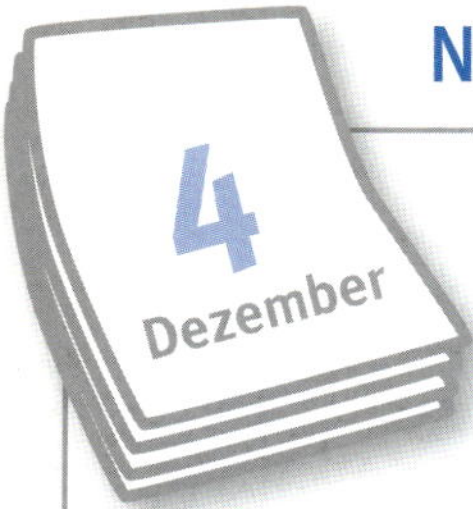

Nach dem Shoppen gegen Viren wehren

Wenn wir Weihnachtseinkäufe erledigen, treffen wir auf viele Mitmenschen, die erkältet sind. Sie husten, niesen, schnäuzen sich und verbreiten jede Menge Viren. Wer da trotz großer Infekt-Gefahr gesund bleiben möchte, muss einige Maßnahmen setzen, die vor Ansteckungen schützen, aber auch bei den ersten Anzeichen einer Erkältung helfen, schneller gesund zu werden:

Eine Untersuchung der Weltgesundheits-Organisation (WHO) hat ergeben: Die meisten Erkältungs-Viren gelangen über den Mund in unseren Organismus: Wenn wir angehustet werden, wenn jemand mit uns spricht oder wenn wir jemandem die Hand reichen und dann damit unbewusst die Lippen berühren. Wer den ganzen Tag mit erkälteten Menschen beisammen war, sollte daher sofort die Mundhöhle desinfizieren. Daher muss das Motto lauten: Gurgeln für die Gesundheit!

Gießen Sie lauwarmes Wasser in ein Glas, geben Sie 15 Tropfen Propolis-Tinktur dazu und spülen Sie damit intensiv die Mund- und Rachen-Höhle. Sie können auch 7 Tropfen australisches Teebaumöl dazu verwenden. Oder Sie mischen Aloe Vera Saft und Wasser. All diese Natursubstanzen, die Sie in der Apotheke und im Reformhaus bekommen, wirken antiviral und antibakteriell.

Wenn Sie nicht gurgeln, besteht die Gefahr, dass die Krankheitserreger durch die Schleimhäute in den Organismus gelangen und dort einen Infekt einleiten.

Wichtig ist auch, dass Sie mit den Fingern nicht die Augen berühren. Auch über die Tränen-Flüssigkeit, die relativ wenig Abwehrkörper besitzt, gelangen Viren und Bakterien in den Organismus.

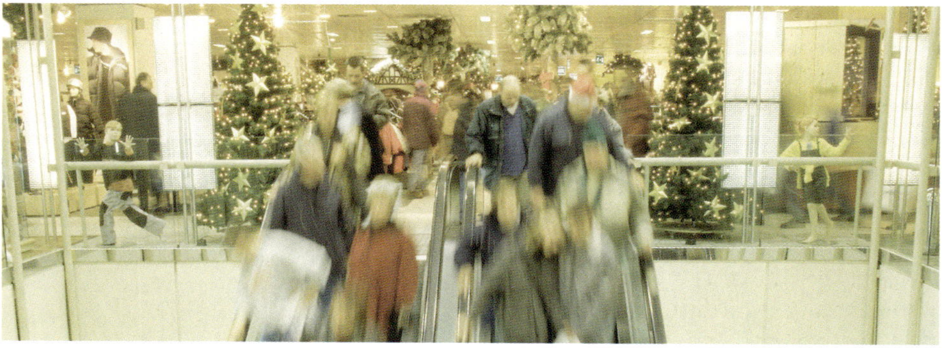

5 Dezember

Wärme – Ihr täglicher „Bodyguard“

Nur ein optimal durchbluteter Körper verfügt über starke Abwehrkräfte. **Achten Sie darauf, dass Sie keine Wärme verlieren und nicht frieren:**

- Gehen Sie mit festen, warmen Schuhen ins Freie. Wer eine Stunde mit kalten Füßen umherläuft, senkt in den Mundschleimhäuten die Temperatur um 2 bis 3 Grad Celsius. Das ist eine Klima-Katastrophe für den Körper. Die Mund- und Rachen-Schleimhäute sind schlecht durchblutet und werden zu einem Tummelplatz für Viren und Bakterien. Man wird schneller krank, ist verstärkt Infekt anfällig.

- Tragen Sie an kalten Tagen eine Kopfbedeckung. Wir haben auf der Kopfhaut viel weniger Rezeptoren als auf der übrigen Körperhaut, die dafür sorgen, dass wir nicht zu viel Wärme abgeben. Wir verlieren daher – ähnlich wie ein Schornstein bei einem Haus – sehr viel Wärme über den Kopf, wenn dieser nicht bedeckt ist. Das hat eine Studie der amerikanischen Raumfahrtbehörde NASA ergeben. Wenn wir nun zu viel körpereigene Wärme abgeben, kann sie der Organismus nicht so schnell nachproduzieren: Die Immunkraft sinkt.

- Achten Sie darauf, dass Sie es im Nacken warm und trocken haben. Die Chinesische Medizin nennt die Punkte links und rechts der Nackenwirbelsäule „Windpunkte“. Wenn auf diesen Stellen des Körpers längere Zeit Wind, Kälte und Nässe trifft, dann sinkt ganz schnell die Immunkraft. Also: Immer einen dicken Schal im Nacken tragen oder mit einem Rollkragenpulli aus dem Haus gehen.

Aber auch sonst sollten Sie sich den Advent behaglich gestalten: beispielsweise, indem Sie sich eine Gummi-Wärmflasche auflegen, die Sauna genießen, sich für 20 Minuten in eine Infrarot-Kabine setzen oder ein Wannenbad nehmen.

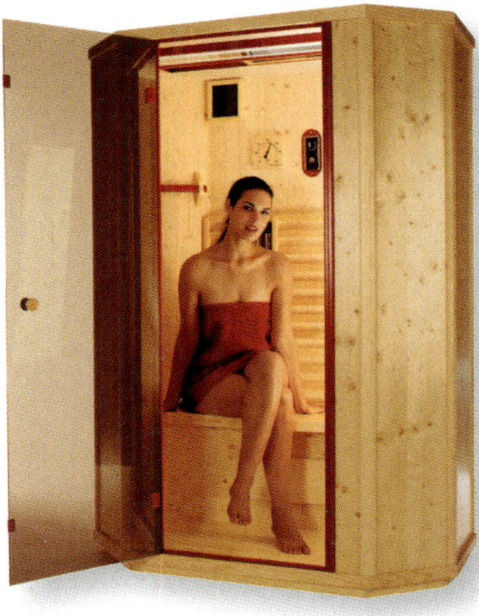

Infrarot-Wärme ist nicht nur für die Gesundheit wichtig. Sie spielt auch in der Schönheitspflege für viele Frauen eine bedeutende Rolle.

6 Dezember

Geistig fit und stark gegen Stress

Was wäre der Nikolaus-Tag ohne die klassischen roten Säckchen, über die sich nicht nur Kinder, sondern auch Erwachsene freuen?

Diese sind nicht nur ein kleiner Beweis der persönlichen Zuneigung und Aufmerksamkeit, sondern man schenkt in gewisser Weise damit auch Gesundheit:

- Die herrlich duftenden Mandarinen liefern uns reichlich Vitamin C, das uns vor Erkältungen schützt und stark gegen Stress macht, aber auch Müdigkeit bekämpft. Was wenige wissen: Vitamin C ist auch am Aufbau von Glückshormonen beteiligt und hilft somit, die Laune zu verbessern. Außerdem liefern Mandarinen den Bioaktivstoff Rutin, und dieser stärkt das Bindegewebe, beugt somit Cellulite vor.

- Sehr oft bringt der Nikolaus auch Bananen. Sie liefern den beruhigenden Bioaktiv-Stoff Katecholamin und den pflanzlichen Hormonstoff, der für die gute Laune mitverantwortlich ist.

- Von ganz besonderem Wert sind die Erdnüsse, die besonders große Mengen wertvolles Eiweiß enthalten und mit dem Stoff Tryptophan den Schlaf fördern.

- Dann gibt es in jedem Nikolaus-Säckchen Trockenfrüchte: Dörr-Zwetschgen, Datteln, Feigen, getrocknete Apfelchips. All diese Trockenfrüchte enthalten konzentriert die wichtigsten Mineralstoffe und Spurenelemente wie Magnesium, Kalium, Eisen, aber auch B-Vitamine und Vitamin E. Trockenfrüchte geben rasche Energie und helfen uns, mit Stress-Situationen besser fertig zu werden. Trockenfrüchte sind zum Beispiel ideal als Pausen-Nahrung für Schulkinder. Jedes Trockenobst hat aber auch noch seine spezielle Wirkung: Datteln geben Kraft, Dörr-Zwetschgen fördern die Verdauung, Feigen bringen gute Laune und die Apfelchips oder Apfelringe wirken sich positiv auf Cholesterin- und Blutdruck-Werte aus.

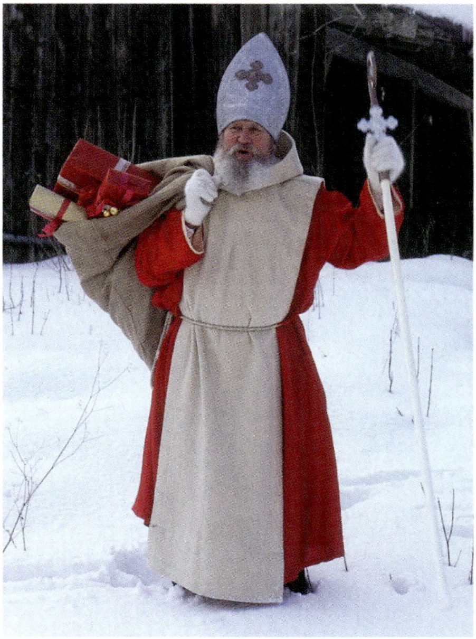

7 Dezember

Blitz-Kur, damit Sie zum Fest nicht krank sind

Jeder kennt das: Man fühlt sich elend, weil sich eine lästige Erkältung ankündigt. **Hier ist das Blitz-Programm gegen diese Viren-Gefahr:**

- Schlüpfen Sie in einen Jogging- oder Trainingsanzug und setzen Sie eine dicke, warme Wollmütze auf.

- Nehmen Sie in einem bequemen Polstersessel Platz, stecken Sie die Beine in einen Eimer mit heißem, gerade noch erträglichem Wasser und legen Sie sich eine Gummi-Wärmeflasche ins Kreuz.

- Jetzt trinken Sie 1/2 Liter sehr warmen Lindenblütentee mit 2 Teelöffel Honig langsam in kleinen Schlucken.

- Sie spüren nun in kürzester Zeit, wie Sie enorm zu schwitzen beginnen.

- Nun trocknen Sie Ihre Füße ab, legen sich ins Bett und decken sich bis zur Nasenspitze zu.

- Sie werden nun stark nachschwitzen, müssen nach einer Stunde die Kleidung wechseln. Danach schlafen Sie entspannt ein. Am nächsten Morgen werden Sie sich noch müde fühlen, sind aber bereits auf dem Weg der Besserung, weil Sie durch eine Art künstliches Fieber viele Krankheitserreger eliminiert haben.

Sie dürfen dieses Blitz-Programm nur durchführen, wenn Sie kerngesund sind, kein chronisches Leiden, vor allem keine Probleme mit Herz und Kreislauf haben und nicht allein zu Hause sind.

Die Tage danach sollten Sie – mit Hilfe eines uralten indischen Hausmittels – für innere Wärme sorgen: Kochen Sie 1/4 Liter Wasser einmal auf und trinken Sie es dann sehr warm in kleinen Schlucken.

Oder aber Sie legen 3 bis 4 dünne frische, saftige Scheiben einer geschälten Ingwer-Wurzel in eine Tasse, gießen mit kochendem Wasser auf und lassen das Ganze 10 Minuten ziehen. Dann mit ganz wenig Honig süßen und lauwarm in kleinen Schlucken trinken.

8 Dezember

Süße Genüsse – gesünder als man denkt!

Können Sie sich Weihnachten ohne süße Genüsse vorstellen? Sicher nicht! Und Sie dürfen sich darauf freuen!

Denn so manche feine Leckerei ist sogar gesund:

- Lebkuchen können Sie mit bestem Gewissen genießen, vor allem, wenn er aus Honig und Vollkornmehl zubereitet wurde. Das Vollkornmehl liefert dem Organismus B-Vitamine für die Nerven und den Antistress-Mineralstoff Magnesium. Beides kann man zu den Feiertagen oft gut gebrauchen. Der Honig beruhigt und entspannt durch seine pflanzlichen Hormonstoffe. Die typischen Lebkuchen-Gewürze Kardamon, Muskat und Gewürz-Nelken fördern die Verdauung und stärken den Magen.

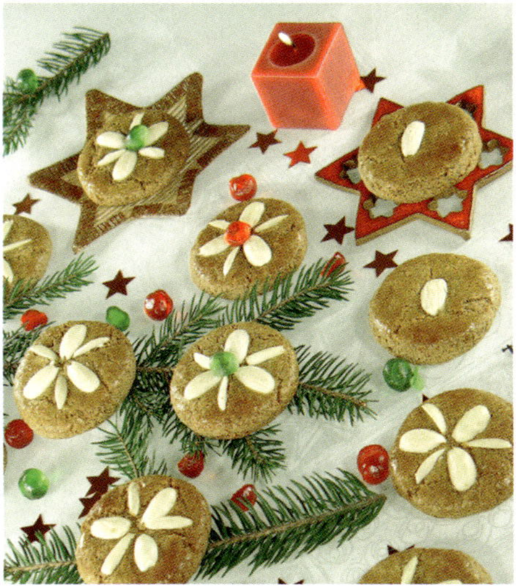

- Auch Zimt-Sterne sind gesundheitsfördernd. Zimt stärkt den Magen, aktiviert den Gallenfluss und hat einen positiven Einfluss auf den Blutzucker.

- Anis-Plätzchen schaffen an tristen Wintertagen bessere Laune, bauen Frust und Stress ab. Diese Wirkung vom Anis hat man schon im antiken Ägypten gekannt.

- Und was wäre Weihnachten ohne Vanille-Kipferl? Vanille – aus der Fruchtschote einer südamerikanischen Orchidee gewonnen – stärkt die Arbeit der Nieren, fördert die Verdauung und macht auch an düsteren Wintertagen Lust auf Liebe. Damit Nonnen und Mönche nicht in Versuchung geführt werden konnten, war es im Mittelalter in vielen Klöstern strengstens verboten, Speisen mit Vanille zu genießen!

- Auch Schokolade fördert – in Maß und Ziel genossen – die Gesundheit. Vor allem in der dunklen Schokolade hat man zahlreiche Polyphenole entdeckt, Schutzstoffe, die Herz und Kreislauf stärken und die Adernverkalkung bremsen. Zudem hat Prof. Dr. Libowitz in Los Angeles herausgefunden, dass in der Schokolade das Phenyl-Etyl-Amin steckt: Es aktiviert im Gehirn die Produktion von Glückshormonen, fördert das positive Denken.

Heiße Maronen – Ihr 5-Gänge-Menü

9
Dezember

Wenn Sie in auf dem Weihnachtsmarkt heiße, duftende Maronen angeboten bekommen, dann greifen Sie ruhig zu.

Sie sind derart reich an Vitaminen, Mineralstoffen und Spurenelementen, dass man damit die Vitalstoffe von einem kompletten 5-Gang-Vollwert-Menü aufnimmt.

Maronen gehören zur Gattung der Nüsse, haben aber viel weniger Fett. Sie liefern hochwertiges Eiweiß, sind reich an Magnesium, Kalium, Kalzium, Kupfer, Mangan, Schwefel, Eisen sowie an den Vitaminen E, C sowie an allen B-Vitaminen.

Zugegeben: Maronen sind mit etwa 220 Kalorien pro 100 Gramm kein „Schlankmacher", man sollte sie deshalb nicht zwischendurch, sondern an Stelle einer Mahlzeit essen.

Maronen stärken die Nerven und können uns bei geistiger und körperlicher Erschöpfung schnell wieder aufbauen. Vor Prüfungen oder bei harter geistiger Arbeit sollte man Maronen kauen. Da man dabei auch die Aminosäure Tryptophan aufnimmt, kann man abends besser einschlafen, wenn man am späten Nachmittag Maronen verzehrt.

Wer viel Fleisch isst, sollte als Ausgleich auch Maronen genießen. Sie sind reich an basischen Mikronährstoffen und helfen,

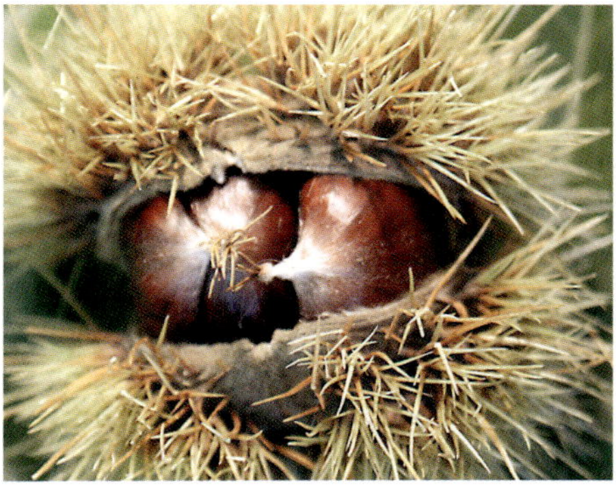

den Säurenüberschuss im Organismus abzubauen. Maronen geben nach einer Krankheit Vitalität, helfen gegen Aufstoßen und Völlegefühl. Maronen stärken die Knochen und die Zähne.

Man kann Maronen zum Beispiel auch in der Suppe kochen, aus geriebenen Maronen Kuchen backen oder die Gans oder die Ente vor dem Braten mit Maronen füllen. Sie sind eine wunderbare Beilage zum Rotkohl und zum Spinat.

Sehr schmackhaft: Die Schale der Maronen an der Oberseite einschneiden, bei 180 Grad Celsius 15 Minuten im Backrohr garen, mit einer Birne, einem Apfel, etwas Topfen und Wein servieren. So hat man die Maronen in der Antike in Griechenland gegessen.

Gute-Laune-Tee an düsteren Dezembertagen

10
Dezember

Wer vor den Feiertagen viel Arbeit hat, der ist extrem wetterfühlig. Düstere, kalte Tage belasten zudem die Seele. Unsere Großmütter haben es schon gewusst: Es gibt einen wohlschmeckenden Gewürztee – früher nannte man ihn in der Familie immer „Omas bester Tee" –, der ganz einfach zuzubereiten ist: Mischen Sie zu gleichen Teilen Anis, Fenchel und Kümmel. Ein gehäufter Teelöffel davon wird mit 1/4 Liter kochendem Wasser übergossen. Das Ganze muss jetzt 8 bis 10 Minuten zugedeckt ziehen. Dann durchseihen, mit etwas Honig süßen. Trinken Sie den Tee lauwarm und langsam in kleinen Schlucken. Am besten eine Tasse morgens, eine Tasse vor dem Mittagessen und eine Tasse abends. Und Sie werden sehen: Ein sonnenloser Dezembertag sieht danach gleich ganz anders aus. Sie gehen mit besserer Laune an die Arbeit.

Wer von den drei Gewürzen das eine oder andere nicht mag, der kann auch aus einem Gewürz, das er bevorzugt, einen Gute-Laune-Tee im Advent zubereiten: Sie geben dann jeweils einen gehäuften Teelöffel Kümmel, Anis oder Fenchel in einen Topf, gießen das eine Gewürz mit 1/4 Liter kochendem Wasser auf, lassen das ganze zugedeckt 8 bis 10 Minuten ziehen. Dann durchseihen, mit etwas Honig süßen und am besten lauwarm und langsam in kleinen Schlucken trinken.

Wenn Sie kein Teetrinker sind, dann gibt es ein Gewürz, das Sie in anderer Weise für bessere Stimmung an düsteren Adventtagen nützen können. Es ist die Vanille.

Gehören Sie zu jenen Menschen, die so gerne Vanillekipferl naschen? Dann machen Sie es richtig. Der Duft und der Geschmack von Vanille fördern das Wohlbefinden, aktivieren die Produktion von Glückshormonen im Gehirn. Vanille macht aber auch zärtlich und steigert die Liebeslust.

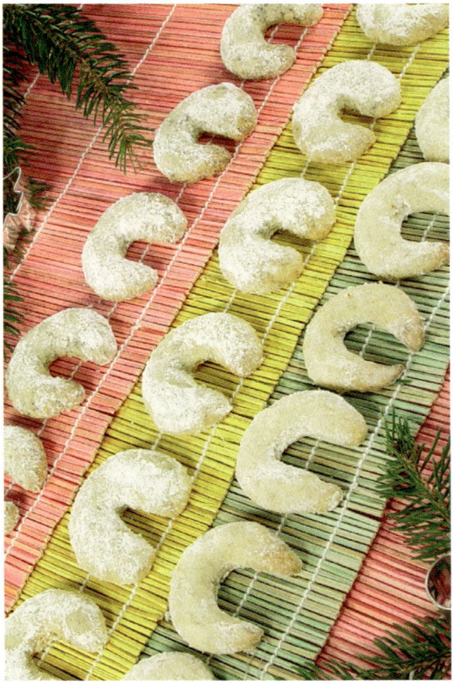

11
Dezember

Machen Sie den Adventkranz zum Fitness-Center

Ganz ehrlich: Haben Sie jetzt im Trubel der Festtagsvorbereitungen Zeit für einen Besuch im Fitness-Studio? Oder dazu, in der freien Natur Atemübungen durchzuführen? Wohl kaum. Das ist aber auch gar nicht notwendig, denn Sie selbst – und vielleicht auch Ihre Familie – können Ihren Adventkranz wunderbar für Ihr Training der Atemwege nützen.

Singen Sie mit Ihrer Familie lautstark ein Weihnachtslied! Erstens üben Sie damit schon für den Heiligen Abend und zweitens stärken Sie damit Ihre Atemwege. Diese sind dann im Zuge einer Erkältung nicht so anfällig für Husten. Singen ist nämlich eine wahre Naturarznei. Mediziner haben das vor ein paar Jahren in Frankfurt nachgewiesen. Sie haben mehrere Jahre die Mitglieder eines Kirchenchores begleitet, befragt und regelmäßig untersucht. Und da zeigte sich, dass Frauen und Männer, die vorher keine besonders guten gesundheitlichen Werte hatten, im Laufe der Zeit bei ihrer Arbeit im Kirchenchor hervorragende Cholesterin-, Triglyzerid- und Blutzuckerwerte sowie einen sehr guten Blutdruck hatten. Wobei man natürlich auch nicht vergessen darf: Wer mit Begeisterung singt, der produziert im Gehirn Glückshormone. Und die wieder stärken die natürlichen Abwehrkräfte.

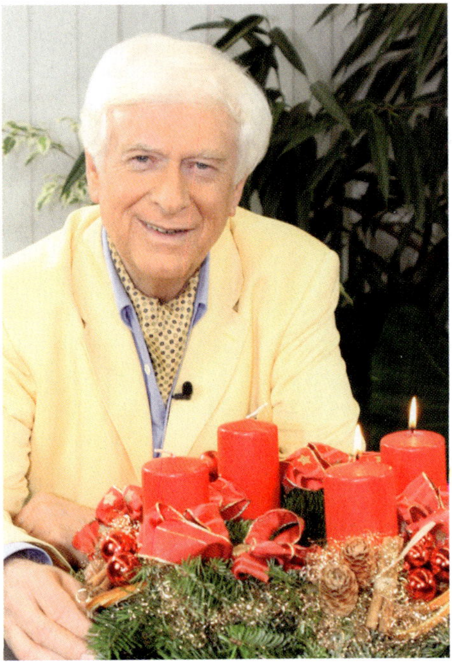

Auch die kleinen Flammen der brennenden Kerzen am Adventkranz selbst sind ein sinnvolles Requisit für Ihre Gesundheit. Sie können damit nämlich testen, ob Sie starke Atemwege haben. Versuchen Sie nach der kleinen Advent-Feier aus einem Meter Entfernung das Licht einer Kerze auszublasen. Gelingt es, dann haben Sie starke Bronchien. Wenn nicht, dann sollten Sie bei Gelegenheit einen Lungenfacharzt aufsuchen und die Atemwege medizinisch checken lassen.

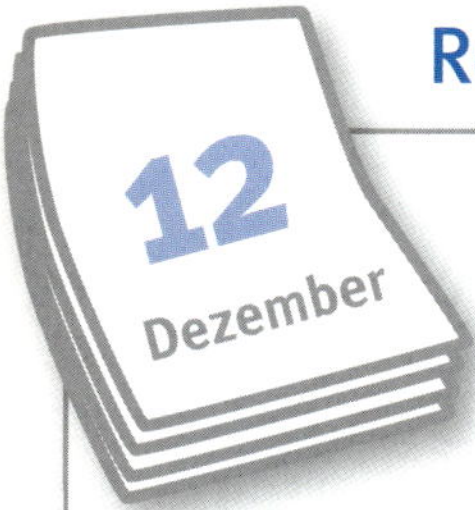

Rosmarin-Öl gibt Kraft für die nächsten Tage

Fühlen Sie sich jetzt kraftlos? Dann besorgen Sie sich aus der Apotheke Rosmarinöl und reiben Ihre Füße mit ein paar Tropfen davon ein! Sie werden staunen, wie schnell neue Energie durch den Körper zieht.

Auch das Duschen selbst kann zur Naturarznei werden:

- Bei Verspannungen im Hals- und Nackenbereich, steifen Gelenken oder Schmerzen im Kreuz bringt eine angenehm warme Dusche schnelle Erleichterung und beliefert den ganzen Körper mit wohltuender, heilender Wärme.

- Auch gegen schlechte Laune in der Früh hilft eine Dusche. Durch das Prickeln des warmen Wasserstrahls auf der Haut wird die Bildung von Endorphinen gefördert. Diese Glückshormone verbessern nicht nur die Laune, sondern haben sogar schmerzstillende Wirkung.

- Wer sich fünf Minuten unter die sehr warme Dusche stellt, kann auch die Stressbelastung sozusagen wegspülen!

- Es klingt unglaublich, aber Tests in Japan haben ergeben: Wer aus einem Duschgel die Duftkombination von Grapefruit, Fenchel oder Estragon einatmet, kann damit ganz bestimmte Nerven aktivieren, die wieder die Fettverbrennung im Körper ankurbeln.

- Duschen Sie möglichst kurz und nicht zu heiß. Wenn Sie zu viel Dusch-Schaum oder Gels verwenden, schwächen Sie den Säureschutzmantel der Haut und trocknen sie aus.

- Verwenden Sie ph-neutrale Dusch-Gels und Seifen oder flüssige Substanzen mit rückfettenden Stoffen.

- Sie müssen sich nicht von oben bis unten einseifen. Es genügt, wenn Sie das an den Stellen tun, wo sich besonders viele Schweißdrüsen befinden: in den Achselhöhlen, im Intimbereich und an den Füßen.

- Spülen Sie die von Ihnen verwendete Dusch-Kosmetik gründlich von der Haut ab und nehmen Sie sich dafür doppelt soviel Zeit wie fürs Einseifen.

- Nach dem Duschen müssen Sie sich gründlich abtrocknen.

- Besonders wenn man trockene Haut hat, sollte man diese nach dem Duschen eincremen. Einerseits wird die Haut dadurch mit Feuchtigkeit versorgt, andererseits fördert die sanfte Massage durch die Hände die Durchblutung und die Hautzellen können verstärkt mit Nährstoffen versorgt werden.

- Wollen Sie nach dem Duschen fit sein, dann verwenden Sie beim Duschgel die Düfte Zitrone, Orange und Jasmin, wollen Sie danach ruhen oder schlafen, dann sollten Sie die Düfte von Lavendel und Vanille einsetzen.

Fisch – „Fest-Arznei“ für Herz & Kreislauf

Ist es bei Ihnen Tradition, dass Sie am Heiligen Abend Fisch essen? Wunderbar! Denn Fisch, vor allem Meeresfisch, ist Ihre Feiertags-Arznei. Er ist reich an den Spurenelementen Zink, Selen und Jod und an Vitamin D. Das Wertvollste aber sind die Omega-3-Fettsäuren.

Während das Baby sich aus der Muttermilch mit diesen lebenswichtigen Nährstoffen versorgt, kann der erwachsene Mensch diese nicht selbst produzieren, sondern nur über die Nahrung aufnehmen.

Die Bedeutung der Omega-3-Fettsäuren wurde im Jahr 1944 vom britischen Bio-Chemiker Dr. Hugh Sinclair auf einer Forschungsreise durch Alaska entdeckt. Er stellte eine auffallend niedrige Herzinfarkt-Rate und optimale Blutgerinnungs-Werte bei den Eskimos fest und vermutete einen Zusammenhang mit der fischreichen Ernährung und der hohen Zufuhr von Omega-3-Fettsäuren. 1980 wurden seine Beobachtungen von den dänischen Wissenschaftlern Dr. Bang und Dr. Dyerberg bestätigt. Seither weiß man: Unser Organismus kann ohne gesundes Fett nicht existieren.

Wir brauchen keine tierischen Fette, wie sie in Speck, Schmalz oder Wurst enthalten sind, sondern ungesättigte Fettsäuren aus Pflanzenfetten und Omega-3-Fettsäuren.

Die Omega-3-Fettsäuren gibt es nur in Fisch und diese setzen sich aus wertvollen Eicosanen zusammen: Die Eicosapentaensäure (EPA) fördert die Durchblutung und hemmt Entzündungen und die Docosahexaensäure (DHA) hat einen entscheidenden Einfluss auf die Gesundheit der Augen und des Gehirns.

Und das alles bewirken die Eicosane in den Omega-3-Fettsäuren:

- Sie beugen Herzinfarkt, Schlaganfall und einer vorzeitigen Arteriosklerose vor. Die 12 Jahre andauernde Shanghai-Studie mit über 18.000 Männern hat gezeigt: Die Eicosane aus Hochseefischen können das Risiko für einen tödlich verlaufenden Herzinfarkt um fast 70 Prozent senken.
- Sie verringern das schädliche LDL-Cholesterin, heben das schützende HDL-Cholesterin an und vermindern zudem auch zu hohe Triglyceride.
- Sie senken zu hohen Blutdruck, machen das Blut flüssiger und wirken positiv auf entzündliche Erkrankungen wie Rheuma, Psoriasis und bestimmte Magen-Darm-Erkrankungen. Sie machen aber auch stark gegen Allergien.

Man sollte jedenfalls 2 bis 3 Mal in der Woche 200 bis 250 Gramm Meeresfisch essen.

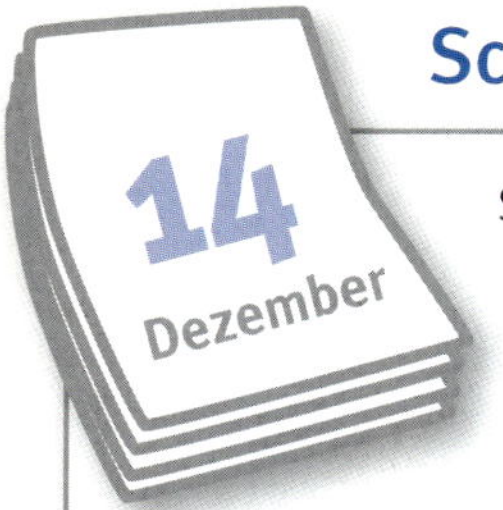

Schokolade – ein gesunder Festtagsgenuss

Seit 3.000 Jahren kennen und lieben die Menschen Schokolade, von den Azteken wurde sie sogar als „Götterspeise“ bezeichnet. Das Wunderbare daran: Schokolade ist keine „Ernährungs-Sünde“, sondern, wie jüngste wissenschaftliche Studien beweisen: Sie fördert unsere Gesundheit! Der Bikoaktiv-Stoff Phenyläthylamin stimuliert die Produktion von Glückshormonen im Gehirn und macht uns ganz schnell geistig fit. Das Theobromin wirkt ähnlich wie Koffein, nur sanfter und schwächer. Das Flavanol in der Schokolade hält unsere Zellen jung und kann erhöhten Blutdruck senken. Wer ein kleines Stück Schokolade genießt, kann damit für mehrere Stunden sein Blut besonders flüssig halten. Das Wichtigste aber: Der Polyphenol-Schutzstoff Resveratrol stärkt Herz und Kreislauf, beugt der Arteriosklerose vor. Allerdings findet man diese Super-Eigenschaften nur in der dunklen, zartbitteren Schokolade mit einem Kakaoanteil von 70 bis 80 Prozent.

Wie eine wissenschaftliche Studie von Priv.-Doz. Dr. Roberto Corti an der Klinik für Kardiologie am Universitäts-Krankenhaus Zürich ergab, hemmt dunkle Schokolade folgende Risken: Die dunkle Schokolade hat wertvollere Schutzstoffe, die das Altern und Krankwerden bremsen, als Obst und Gemüse. Eine halbe Tafel Zartbitter-Schokolade von 50 Gramm entspricht, was den Gehalt an Antioxidantien-Schutzstoffen betrifft, 6 reifen Äpfeln und 15 Gläsern Orangensaft. **Damit erfüllt die dunkle Schokolade nach den jüngsten Analysen folgende Aufgaben:**

- Sie senkt zu hohen Blutdruck.
- Sie verringert aber auch das böse, schädliche LDL-Cholesterin.
- Sie erhöht das gute, schützende HDL-Cholesterin.
- Sie bremst eine vorzeitige Arteriosklerose, beugt Ablagerungen in den Gefäßen vor.
- Speziell bei Rauchern verbessert sich die Blutzufuhr zum Herzen.
- Da das Blut hervorragend flüssig und schnell fließend erhalten wird, nennen sie Schweizer Kardiologen das „süße Aspirin“.
- Sie empfehlen Patienten nach einer Herztransplantation die dunkle Schokolade in den Speiseplan einzubauen.
- Man will nun in weiteren Studien herausfinden, ob die dunkle Schokolade bei einem schwachen Herz den Patienten schützen und vielleicht sogar das Risiko für einen Herztod dramatisch senken kann.

Die Schweizer Studie zeigt deutlich, dass man diese medizinischen Erfolge nur mit der dunklen Schokolade, nicht mit Vollmilchschokolade oder weißer Schokolade erzielt.

Mit Weihrauch vor Erkältungen schützen

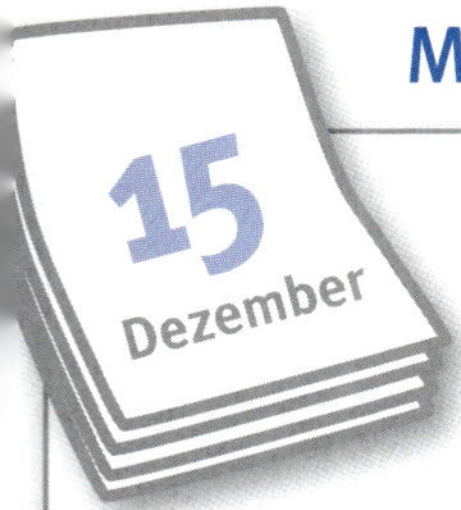

Haben Sie zuhause während der Feiertage auch bis zum 6. Jänner eine Weihnachts-Krippe mit Maria, Josef, dem Jesuskind, den Heiligen 3 Königen und den Tieren aufgestellt? Einer der Heiligen 3 Könige bringt Weihrauch, die Körner aus dem Harz des Weihrauchbaumes Boswellia Thurifera. Also muss Weihrauch damals etwas ganz besonders Wertvolles gewesen sein. Heute ist wissenschaftlich erwiesen: Der Hauptwirkstoff Olibanum hat eine desinfizierende Wirkung, die Sie im Kampf gegen Erkältungen nützen können.

In früherer Zeit war es im ländlichen Raum bei Erkältungen üblich, dass man ein paar Weihrauchkörner auf die heiße Herdplatte gelegt hat und den Rauch durch die Wohnung ziehen ließ. Heute weiß man: Weihrauch killt Viren und Bakterien in der Luft und senkt das Risiko für eine Ansteckung.

Vermutlich war das in vergangenen Zeiten in der Kirche ein erwünschter Nebeneffekt: Durch Weihrauch konnte man verhindern, dass sich in der kalten Jahreszeit Infektionen und Erkältungskrankheiten in den dichtbesetzten Gottesdiensten zu stark ausbreiteten.

Ein anderer der Heiligen 3 Könige hat Myrrhe mitgebracht. Ist das auch eine wertvolle Naturarznei?

Und ob! Es handelt sich bei der Myrrhe um ein öliges Harz aus den Ästen des Myrrhe-Strauches oder des Myrrhe-Baumes. Im antiken Ägypten haben Frauen mit Myrrhe-Kugeln Flöhe vertrieben. Später wurde sie zur Behandlung von Muskelschmerzen und gegen Rheuma verwendet.

Heute wird Myrrhe als Myrrhe-Tinktur aus der Apotheke gegen Zahnfleischentzündungen eingesetzt. Es genügt, ein paar Tropfen auf den Zeigefinger zu geben und damit mehrmals das Zahnfleisch einzumassieren.

Oder man gibt 20 Tropfen Myrrhe-Tinktur in ein 1/4 Liter lauwarmes Wasser und gurgelt damit. Das wirkt auch gegen Halsschmerzen und Heiserkeit.

16 Dezember

So bereitet Glühwein keine Kopfschmerzen

Der Glühwein, der auf zahlreichen Weihnachtsmärkten angeboten wird, verursacht leider oft Kopfschmerzen. Vor allem dann, wenn er aus minderwertigen Zutaten hergestellt wurde. Am besten, man bereitet ihn sich zuhause selbst zu und verwendet dazu nur qualitativ besten Rotwein. Wichtig ist, dass der Glühwein niemals gekocht, sondern nur erhitzt wird und Sie ihn nicht zu viel süßen. Außerdem sollte man ihn sofort nach der Zubereitung trinken. Wir sollten aber nicht vergessen: Ein klassischer Glühwein enthält viel Alkohol, der im Körper eine Menge Schaden anrichtet.

Es gibt aber einen alkoholfreien Glühwein aus Hagebutten: Ein wunderbares Gesundheits-Getränk! Sie brauchen dazu: 6 Beutel Hagebuttentee, 1 Beutel Glühwein-Gewürz, 1 Liter Wasser, 1 ungespritzte Bio-Zitrone sowie Honig oder braunen Roh-Rohr-Zucker. Und hier das Rezept: Die Hagebutten-Teebeutel werden in einem großen Küchentopf mit 1 Liter kochendem Wasser übergossen. Reiben Sie die Schale einer Bio-Zitrone dazu und lassen Sie das Ganze 5 Minuten ziehen.

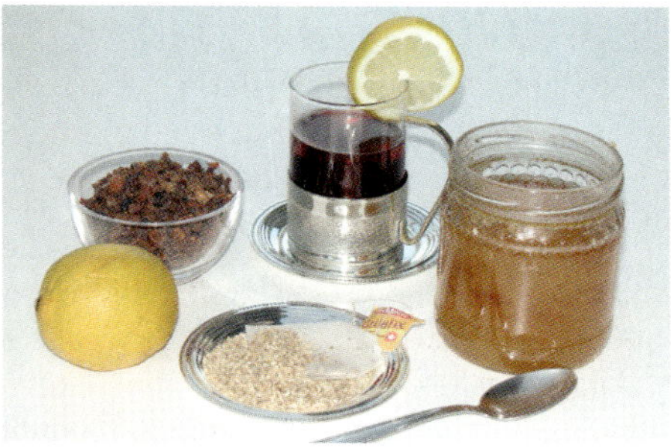

Alkoholfreier Glühwein aus Hagebutten, Glühweingewürz, Zitrone, Honig und Wasser.

Sie können natürlich ganze Hagebutten oder getrocknete Hagebutten ohne Kerne (Apotheke, Reformhaus) kaufen und den Tee klassisch zubereiten: 4 gehäufte Teelöffel Hagebutten-Fruchtfleisch und zerstoßene Kerne werden mit 1 Liter kaltem Wasser angesetzt, am besten über Nacht stehen lassen. Dann seiht man durch, bringt das Hagebutten-Wasser zum Kochen und überbrüht damit die eingeweichten Hagebutten-Bestandteile. Man lässt dies 10 bis 15 Minuten ziehen, danach durchseihen, mit etwas Honig süßen und nicht zu heiß trinken.

Welchen Nutzen bringt dieser Hagebutten-Cocktail? Ganz einfach: Die Hagebutten und die Zitronenschale liefern große Mengen an Vitamin C. Vor allem das Vitamin C der Hagebutten ist so wertvoll, weil es auch beim Erhitzen – bei der Zubereitung des Tees – durch spezielle Enzym-Verbindungen nicht verloren geht. So schützt uns dieses Getränk vor Schnupfen und anderen Erkältungen. Es liefert uns aber auch Magnesium für Herz und Kreislauf, Zink und Selen für die Immunkraft, alle B-Vitamine.

17
Dezember

Mistel-Zweig ist die beste „Blutdruck-Polizei“

Über vielen Türen und in zahlreichen Räumen hängen derzeit Mistel-Zweige, die für die Weihnachtszeit und das neue Jahr Glück bringen. Die Blätter des Mistelzweigs sind ein Heilkraut und haben eine wunderbare Wirkung, die von der Medizin anerkannt ist. Misteltee reguliert den Blutdruck. Das heißt: Er senkt zu hohen und hebt zu niedrigen an. Und hier das Rezept für die Tee-Zubereitung: 2 Esslöffel getrocknetes Mistelkraut (Apotheke) werden 8 – 10 Stunden – am besten über Nacht – in 1/4 Liter kaltem Wasser angesetzt. Dann durchseihen, leicht erwärmen und jeweils abends und morgens 1 Tasse langsam in kleinen Schlucken trinken.

Es gibt aber eine weitere weihnachtliche Alternative: Lachs, Makrele und Hering sind ein Muss für alle, die unter Bluthochdruck leiden. Die meiste Kraft steckt da in der frischen Makrele. Daher sprechen Mediziner auch von einer „Makrelen-Diät“ gegen Bluthochdruck: Man isst 3 Wochen lang jeden Tag 100 bis 200 Gramm Makrele, wobei es dann auch einmal Lachs oder Hering sein darf. Es muss immer frischer Fisch sein. Oder Fisch aus dem Tiefkühlfach. Vorsicht geboten ist bei Makrelen aus der Dose. Wertvoll an der Makrele ist vor allem die Kraft der Omega-3-Fettsäuren, die sich im Fett des Fisches befinden. Diese werden von unserem Stoffwechsel in hochaktive Reglerstoffe umgewandelt und wirken sich so positiv auf den Blutdruck aus.

Man hat das ganz genau bei werdenden Müttern beobachtet: Schwangere Frauen leiden sehr oft an einem etwas erhöhten Blutdruck, dürfen aber mit Rücksicht auf das werdende Baby keine Medikamente einnehmen. Sie müssen den Blutdruck über die Ernährung mit natürlichen Mitteln bekämpfen. Mit 2 bis 3 Portionen Makrele zu je 250 Gramm in der Woche klappt das bestens. Das haben Studien ergeben.

Hat man Makrele gegessen, passiert folgendes im Körper: Die Omega-3-Fettsäuren im Fischfett gelangen nach der Verdauung durch die Darmwand in die Blutbahn. Und hier üben sie eine entspannende, weitende Wirkung auf die Wände der Blutgefäße aus. Dadurch sinkt der Blutdruck. Gleichzeitig sorgen die Omega-3-Fettsäuren dafür, dass die Gelenke elastischer bleiben und nicht so schnell altern. Genau aus diesem Grund empfehlen Ärzte ihren Patienten mit Bluthochdruck, zusätzlich zu den Medikamenten regelmäßig Makrele zu essen.

Gerade zu den Weihnachtsfeiertagen sollte man verstärkt – frisch zubereiteten – Meeresfisch auf den Tisch zu bringen. Wie wäre es mit einem gegrillten Makrelenfilet mit Petersilienkartoffeln, einem Stück gekochten Lachs mit Dillsoße? Oder mit einem gebratenen Hering mit Kartoffelsalat?

Mit Sauerkraut fit für die Festtage

Um die Weihnachtsfeiertage mit all ihren kulinarischen Verlockungen gut zu überstehen, können Sie sich jetzt schon fit machen: Kaufen Sie ein Glas mit frischem, rohem Sauerkraut. Und beginnen Sie jetzt schon, jeden Tag 2 bis 3 Gabeln gut zu kauen. Sauerkraut liefert uns große Mengen an Vitamin C und versorgt unseren Darm mit Milchsäure-Bakterien, die unseren körpereigenen, positiven und gesundheitsfördernden Bakterien im Kampf gegen Krankheitserreger helfen. Ein praktisches, sinnvolles Hausmittel in Erkältungszeiten: Kauen Sie jeden Tag 3 volle Gabeln Sauerkraut.

2005 haben Forscher in Finnland nachgewiesen, dass der regelmäßige Konsum von rohem Sauerkraut das Krebsrisiko entscheidend hemmt. Sauerkraut enthält sogenannte Isothiocyanate, die das Wachstum von Krebszellen stören und vor allem hemmend auf Tumore in der Brust, im Darm, in der Lunge und in der Leber wirken. Diese Isothiocyanate entstehen erst beim Vergären der geschnittenen, gesalzenen Krautstücke. Diese neuen Erkenntnisse werten das von vielen belächelte Sauerkraut stark auf. Zudem ist Sauerkraut auch noch reich an Vitamin B 12. Es ist wichtig für geistige Frische, für gute Laune, für Kraft gegen Stress, für den Aufbau der roten Blutkörperchen, für den Knochenbau und den Herzmuskel.

Sauerkraut ist ein Schatz an Vitamin B6 für die Eiweiß-Verarbeitung und an B3 für den Gehirnstoffwechsel. Auch reichlich Folsäure ist enthalten. Diese B-Vitamine machen das Sauerkraut so wichtig gegen zu hohe Homocystein-Werte, eine aggressive Aminosäure, die unsere Gefäße und das Herz bedroht, wenn man zu viel Fleisch und zu wenig Gemüse isst.

Da im Sauerkraut auch Zink und Magnesium zu finden sind, ist es ein herrlicher Ausgleich für alle, die sich sonst nicht sehr vollwertig ernähren. Und das Acetyl-Cholin wirkt beruhigend auf das vegetative Nervensystem.

Mit einer 3-Monate-Sauerkraut-Kur haben Nervenärzte in Deutschland bereits Menschen mit starker Nervosität und depressiven Verstimmungen helfen können.

Wer regelmäßig Sauerkraut isst, wirkt vitaler, frischer, fröhlicher, kann besser mit Stress umgehen. Die Qualität des Blutes und der Eisenhaushalt werden verbessert, zu hohe Cholesterinwerte können gesenkt werden. Das Immunsystem gegen Erkältungen wird maßgeblich gestärkt. Die Produktion von Magensäure kann bei jenen Menschen angekurbelt werden, die zu wenig davon haben. Die Spurenelemente Zink und Molybdän stärken die Liebeskraft. Rheuma-Beschwerden können gelindert werden, weil das Sauerkraut hilft, Ablagerungen von Harnsäurekristallen in den Gelenken zu verhindern.

Zu viel Süßes? Pro Stunde 1 Glas Wasser!

Geht es Ihnen auch so? Es dauert noch ein paar Tage bis zum Fest, aber wir probieren schon jetzt viele Köstlichkeiten wie selbstgebackene Kekse aus. Die Folge: Man nimmt schon vor dem Fest zu. Dagegen gibt es einen Trick von Pfarrer Kneipp: Trinken Sie zu jeder vollen Stunde ein Glas Wasser. Das hat keine Kalorien und bremst den Hunger.

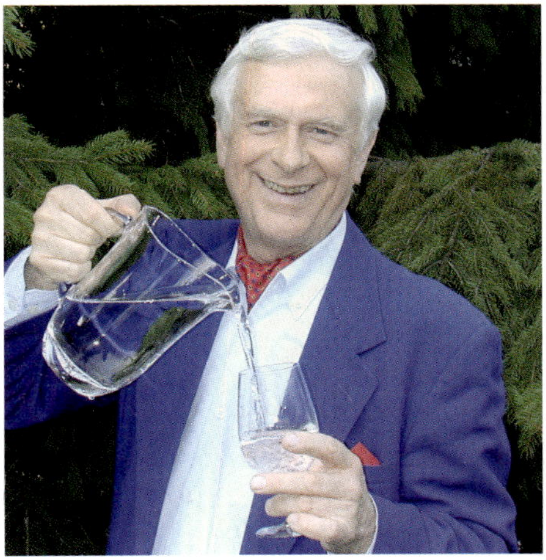

Aber es gibt noch weitere Tricks, um den ständigen Appetit und Hunger an und zwischen den Feiertagen zu bremsen:

- Sie sollten 2 bis 3 Stück trockene Salbeiblätter – über den Tag verteilt – kauen, nach einiger Zeit wieder ausspucken. Nur die Mundschleimhäute sollen die Bitterstoffe aufnehmen.

- Sie können Grapefruits essen. Das bringt zwei Effekte: die Bitterstoffe bremsen den Appetit und Enzyme sowie Bioaktivstoffe helfen, Fettdepots aufzulösen. Aber Vorsicht: Wer zu Nierensteinen neigt, muss auf Grapefruits verzichten.

- Man kann auch 3 Mal täglich Mate-Tee, den Tee aus den Blättern des südamerikanischen Mate-Baumes trinken. Dieser Tee hilft, den Hunger zu bremsen. Eine sinnvolle Ergänzung beim Wenig-Essen. Das haben Studien am Institut für Umweltmedizin in Hemsbach ergeben. In den südamerikanischen Wäldern wird der Mate-Tee von armen Leuten getrunken, damit sie ihren Hunger nicht spüren und dennoch arbeiten können.

- Jeden Tag 1 Handvoll frische Kresse im Salat oder auf dem Butterbrot roh essen. Kresse liefert das Spurenelement Chrom. Und dieses steuert einen harmonischen Fettstoffwechsel, reguliert das Gefühl des Sattseins.

- Sie sollten über den Tag verteilt eine Ananas essen. Das darin enthaltene Enzym Bromelin bremst den Hunger.

All diese Tipps helfen Ihnen, dass Sie nach Sylvester kein Übergewicht auf die Waage bringen.

Knoblauch macht den Festtagsbraten gesünder

Zu den Feiertagen gibt es bei den meisten Familien einen Festtagsbraten: zum Beispiel Gans, Ente, Pute, Rinder- oder Schweinebraten. Die großen Mengen an tierischen Fetten sind daran schuld, dass viele Menschen nach Weihnachten erhöhte Cholesterinwerte haben. Kaufen Sie deshalb nur Fleisch von bester Qualität und sorgen Sie auch für genügend Vorräte an Knoblauch.

An der Universität Leipzig hat Prof. Dr. Rotzsch nachgewiesen: Der Weihnachtsbraten wird mit Knoblauch gesünder. Das Fett im Fleisch kann vom Organismus besser und schneller verdaut und abgebaut werden. Und es kommt kaum zu einem Anstieg der Cholesterinwerte.

Man reibt den Braten, bevor er in die Pfanne kommt, kräftig mit zerdrückten Knoblauchzehen ein. Knoblauchessen macht vor allem abends Sinn. Denn das Cholesterin baut sich nachts auf. Und da wird das Allicin aus dem Knoblauch gebraucht.

Knoblauch ist aber auch ein wunderbarer Jungmacher. Studien am Institut für Herz- und Kreislauf-Forschung in Mainz haben bereits vor Jahren ergeben: Wer lange Zeit und regelmäßig Knoblauch konsumiert, hat dann im Endeffekt im Alter um 7 bis 10 Jahre jüngere und elastischere Gefäße.

Wollen Sie beispielsweise auf einen Gänsebraten nicht verzichten, vertragen oder mögen aber keinen Knoblauch, dann können Sie diese „Essens-Sünde" ganz einfach etwas weniger belastend kochen:

- Sie stechen die Gans während des Bratens mit einer Gabel an, damit viel Fett ausfließt.
- Das Fett aber bitte nicht als Brotaufstrich essen, sondern aufbewahren. Gänsefett ist ein uraltes Hausmittel. Bei Husten und Bronchitis reibt man damit abends Brust und Rücken ein. Das schafft gleichmäßige Wärme und aktiviert die Selbstheilkräfte in den Atemwegen.

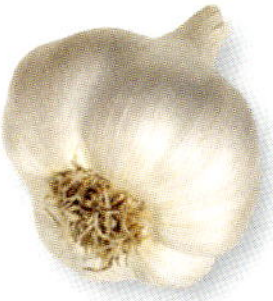

Haben Sie an den Festtagen zu fett gegessen, ein unangenehmes Völlegefühl, Blähungen oder Magenbeschwerden, dann ist eine Packung ultrafeine Heilerde für den inneren Gebrauch (Apotheke, Drogerie) die beste Erste Hilfe. Bei ersten Anzeichen von Übelkeit geben Sie einen gehäuften Teelöffel Heilerde in ein Glas, gießen 1/8 Liter stilles, lauwarmes Wasser darüber und verrühren das Ganze fest. Dann müssen Sie die braune Brühe mit Todesverachtung zügig trinken. Die feine Heilerde bildet im Magen und im Darm eine riesige Oberfläche und saugt auf diese Weise Fette, Gärstoffe und andere schädliche Substanzen auf, führt sie über den Darm ab. Sie spüren binnen 10 Minuten eine angenehme Erleichterung.

21 Dezember

Die Lippenbremse hilft gegen Familienstreit

Weihnachten ist für viele Familien eine schöne, aber auch eine sehr anstrengende Zeit. Oft ergibt ein Wort das andere – und schon wird gestritten. Daher sollten Sie für solche Situationen ein paar Entspannungsübungen kennen: Gehen Sie kurz aus dem Raum, stellen Sie sich locker hin, atmen Sie tief durch die Nase ein, pressen Sie dann fest die Lippen zusammen und atmen Sie durch den geschlossenen Mund aus. Das heißt: Sie drücken beim Ausatmen die Luft zwischen den geschlossenen Lippen durch. In der Medizin nennt man das die „Lippenbremse". Damit kann zu den Feiertagen so mancher Streit vermieden werden.

Um heikle Situationen an Festtagen zu umgehen, eignet sich aber auch hervorragend eine Frucht: die Avocado. Sie ist zwar mit etwa 300 Kilokalorien relativ fett, aber cremig und sehr sättigend. Man hat nach dem Essen so einer Frucht lange Zeit keinen Hunger mehr. Das Wertvolle an der Avocado sind die überwiegend einfach ungesättigten Fettsäuren, die das schädliche LDL-Cholesterin senken und das schützende HDL-Cholesterin erhalten und fördern. Das hartnäckige Gerücht, Avocado liefere Cholesterin stimmt sicher nicht, denn kein pflanzliches Nahrungsmittel enthält Cholesterin.

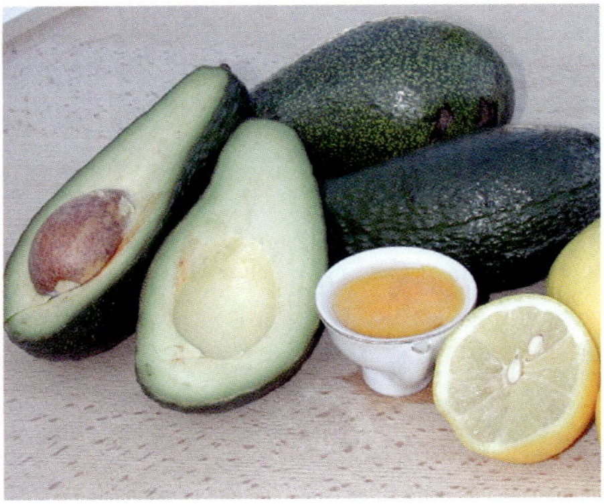

Zudem versorgt uns die Avocado noch mit Folsäure, Vitamin C und E, Kalium und mit vielen Ballaststoffen. Der Bioaktivstoff Beta-Sitosterol senkt zusätzlich zu den Fetten zu hohes Cholesterin, Glutathion schützt vor einer Reihe von Krebsformen, das Lutein senkt das Risiko für die Augenkrankheit Makula-Degeneration. Ein beachtlicher Cocktail an B- Vitaminen – verbunden mit Kalium – beruhigt erhitzte Gemüter. Studien in den USA haben ergeben, wenn in Familien viel gestritten wird, wenn häufig gereizte Stimmung herrscht, dann sollten alle Beteiligten regelmäßig Avocados essen. Das beruhigt.

Sollten die Avocados, die Sie kaufen, noch fest sein, können Sie den Reifeprozess beschleunigen, wenn Sie die Früchte in eine Papiertüte legen. Am besten, Sie nehmen das Fruchtfleisch der reifen Avocado mit einem Löffel aus der Schale und bereiten mit Salz und Pfeffer sowie mit etwas Cremekäse oder Joghurt einen Brotaufstrich zu.

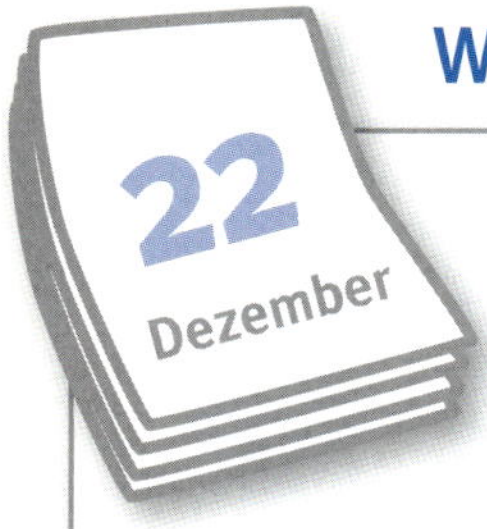

Wer betet, lebt gesünder

Im Advent und während der Weihnachts- und Neujahrs-Feiertage wird mehr gebetet als im übrigen Jahr. Viele Menschen besinnen sich jetzt ihres Glaubens.

Ein herausragendes Beispiel einer Studie der medizinischen Fakultät der weltberühmten Harvard-Universität in Boston, USA: Eine Patientin mit entzündeten Herzkranzgefäßen wurde erst Schritt für Schritt gesund, als sie regelmäßig zu beten begann.

Der amerikanische Herz-Spezialist Prof. Dr. Randolph Byrd aus San Francisco führte mit 339 Patienten eine Studie durch, die über viele Jahre dauerte. Eine Hälfte der Beteiligten betete regelmäßig, die andere nicht. Die Ärzte wussten nicht, wer betete und wer nicht. Die Schluss-Untersuchungen ergaben: Bei der Gruppe der Betenden gab es weitaus weniger Herzerkrankungen und Infektionen, sie waren auch fröhlicher und zuversichtlicher.

Die jüngste Studie zu diesem Thema wurde im California Department of Health Services durchgeführt. Die Probanden waren Frauen, die regelmäßig – einmal in der Woche – zum Gottesdienst gingen, um zu beten. Auch hier ergab sich – wie in bereits 13 ähnlichen Studien: Wer betet, wird seltener krank und ist weniger depressiv.

Prof. Dr. Neil Abbot vom Institut für Epidemiologie und Public Health in Leicester, England, ist der Meinung: „Die heilende Wirkung von Gebeten ist so faszinierend und interessant, dass man unbedingt weiter forschen muss. Soviele Studien können nicht irren!“

Selbst Aids-Patienten in fortgeschrittenem Stadium hatten ein besseres Immunsystem, waren vitaler und weniger depressiv, wenn sie regelmäßig beteten.

An der Universität von Columbia, USA, hat sich gezeigt: Frauen, die keine Kinder bekommen konnten und künstlich befruchtet werden mussten, waren schneller schwanger, wenn sie regelmäßig im Gebet ihren sehnlichen Kinderwunsch verstärkten. Die Studie wurde mit 219 kinderlosen koreanischen Frauen durchgeführt.

Warum wirkt das Beten als Naturarznei? Vermutlich werden durch die innere Einkehr, die Ruhe, die das Gebet voraussetzt, Selbstheilkräfte im Organismus aktiviert und gestärkt. Prof. Dr. Brigitte Fuchs an der Schweizer Universität Freiburg hat einige Regeln für so ein heilendes Gebet aufgestellt: Es ist egal, ob man still, mit Worten oder mit Gesang betet. Das Gebet muss aufrichtig sein, vom Herzen kommen, darf nicht nur ein Lippenbekenntnis sein. Und: Wer andere Menschen in das Gebet mit einschließt, der hat meistens mehr Heilerfolg.

Der Weihnachtsbaum – eine Naturarznei

Für viele Menschen wird Weihnachten erst mit einer geschmückter Tanne, Fichte oder Föhre in der Wohnung zu einem richtigen, stimmungsvollen Fest. Nun stellt sich die Frage: Wie ist dieser Brauch eigentlich entstanden?

Im Jahr 1539 wurden in Straßburg bereits Tannenbäume zur Weihnachtszeit verkauft. Ein Weihnachtsbaum, wie wir ihn kennen, also mit Schmuck und brennenden Kerzen, zierte erstmals im Jahr 1708 einen Salon der Liselotte von der Pfalz. So richtig populär aber ist so ein Christbaum schließlich im 19. Jahrhundert geworden. Und erst im 20. Jahrhundert wurde der Brauch des Christbaumes zu Weihnachten auch in vielen anderen Ländern der Erde übernommen.

Wann auch immer Sie Ihren Baum kaufen: Schmücken Sie ihn mit viel Liebe und stellen Sie ihn an den schönsten Platz in Ihrer Wohnung. So können Sie auch etwas für Ihre Gesundheit tun.

In den Nadeln des Tannenbaumes sind hohe Konzentrationen an ätherischen Ölen festzustellen. Außerdem werden intensive Duftstoffe abgegeben. All diese Substanzen wirken sich positiv auf den Kreislauf aus. Sie gelangen über die Atemwege, aber auch über die Hautporen in den menschlichen Organismus.

- Einige dieser ätherischen Öle – Terpene genannt – wirken ganz speziell auf die Nasenschleimhäute und weiter auf die gesamten Atemwege bis in die Bronchien.

- Stamm und Äste des Baumes enthalten Harze, die in der Wärme des Raumes aus der Rinde austreten und ebenfalls ätherische Öle und Bitterstoffe abgeben. Diese Wirkstoffe beruhigen die Seele.

- Die Nadeln des Baumes haben – wie genaue Messungen ergeben haben – noch viele Tage die Kraft, ihre luftreinigende Aufgabe zu erfüllen. Im Wohnzimmer wandelt die Tanne oder die Fichte wie in der Natur Kohlendioxyd – also schlechte, ausgeatmete Luft – in gesunden Sauerstoff um. Das bedeutet: Unser Weihnachtsbaum ist über die Feiertage eine natürliche Klimaanlage.

- Beobachtungen von Ärzten haben ergeben: Wer sich abends zum Weihnachtsbaum setzt und den Duft der Nadeln und des Holzes einatmet, schläft danach sehr oft besser und tiefer. Ganz bestimmte Substanzen in Nadeln und Rinde – Bioflavonoide genannt – wirken über die Haut und über die Atemwege beruhigend auf das vegetative Nervensystem.

Eines ist klar: Die gesundheitlichen Vorteile des Weihnachtsbaumes sind natürlich nur geringfügig. Aber der Baum ist eine Unterstützung des Wohlbefindens – ein Stück Winter-Wellness.

Gedächtnistraining am Heiligen Abend

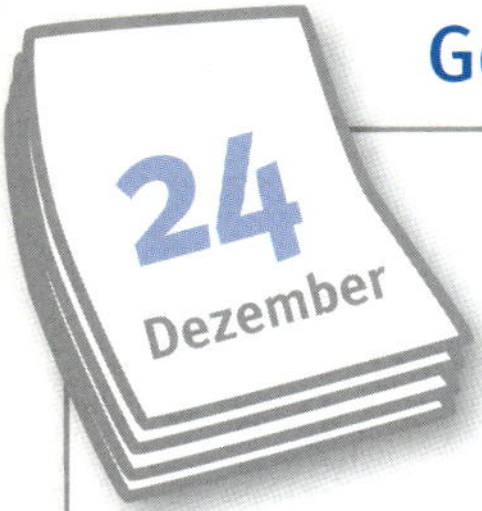

Damit Sie am Heiligen Abend alle Strophen des wunderbaren Liedes von Joseph Mohr: „Stille Nacht, heilige Nacht!“ mitsingen können, machen Sie noch schnell ein Gedächtnis-Training. Lernen Sie noch schnell das ganze Lied auswendig. Sie verbessern damit ganz allgemein die Gehirnaktivität. Es gibt aber noch viele kleine Tricks und Hilfen, um geistig fit durch den Winter zu kommen:

Unser Gehirn braucht viel Sauerstoff. Es wiegt zwar nur 2 Prozent unseres Körpergewichts, aber es beansprucht 40 Prozent unseres eingeatmeten Sauerstoffs. Gehen Sie also auch zu den Feiertagen hinaus in die Natur und machen Sie Atemübungen.

Da unser Gehirn zu 70 Prozent aus Wasser besteht, kann es nur im feuchten Milieu aktiv sein und braucht viel Flüssigkeit. Wer zu wenig trinkt, wird denkfaul, kann sich nichts merken. Ein ideales Getränk ist Apfelsaft und Mineralwasser 50 zu 50. Damit bekommt das Gehirn genau jene Menge an Mineralstoffen, die es zum Arbeiten braucht. Das hat eine Studie an der Münchner Universität Weihenstephan ergeben.

Unser Gehirn braucht zudem die Spurenelemente Zink, Kupfer und Phosphor, die in Karotten, Avocados, Rosinen, Datteln, Feigen und Haferflocken enthalten sind. Diese regen das Denken an. Damit der eingeatmete Sauerstoff möglichst lange im Gehirn bleibt, sollten Sie viel Grünes wie Salat, Spinat und Kräuter essen. Der grüne Farbstoff Chlorophyll bewahrt den Sauerstoff im Gehirn. Greifen Sie zwischendurch auch zu Tomaten. Sie enthalten die Substanz 5- Hydroxy-Trythamin, ein Neurotransmitter, ein Botenstoff im Gehirn. Das entspannt das Gehirn. Man lernt lockerer und behält alles besser.

Sie können aber auch gesunden Treibstoff fürs Gehirn und für ein besseres Lernen aus der Apotheke besorgen: Naturlecithin aus der Sojabohne. Lecithin ist eine lebenswichtige Nahrung für unser Gehirn. Es kann nur arbeiten, wenn es ständig mit Cholin versorgt wird, weil es daraus den fürs Denken so wichtigen Botenstoff Acetylcholin erzeugt. Ohne diesen läuft im Gehirn nichts. Der beste Lieferant für Cholin ist Naturlecithin aus der Sojabohne.

Unser Gehirn benötigt zudem genügend Schlaf. Wer jede Nacht 8 Stunden schläft, ist geistig besser drauf. Wichtig sind die Traumphasen. Darum darf man keine Schlaftabletten nehmen, da diese die Traumphasen ausschalten.

Und zu guter letzt: Unser Gehirn braucht Sport. Körperliche Aktivitäten fördern die Durchblutung des Gehirns, fördern das Denken.

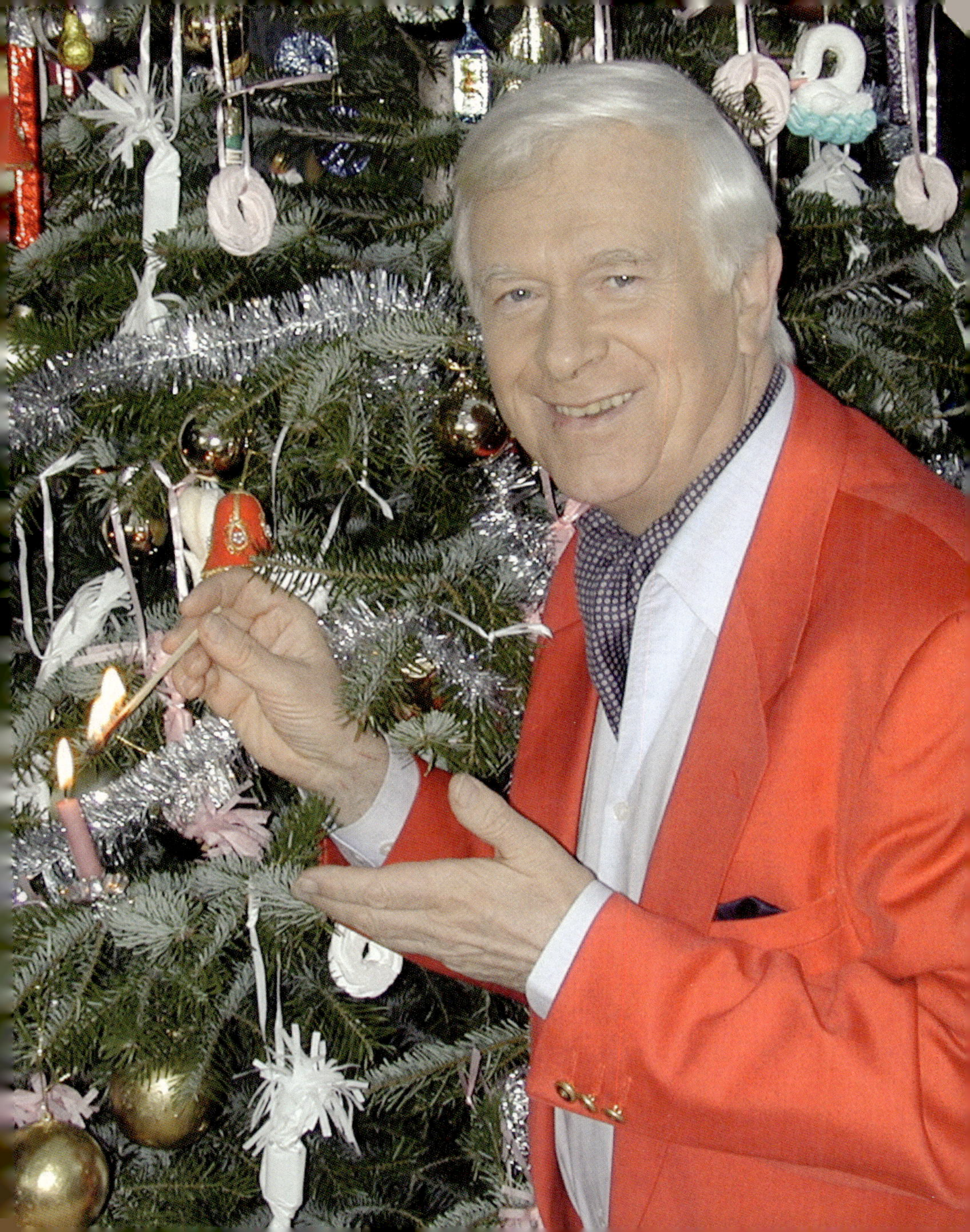

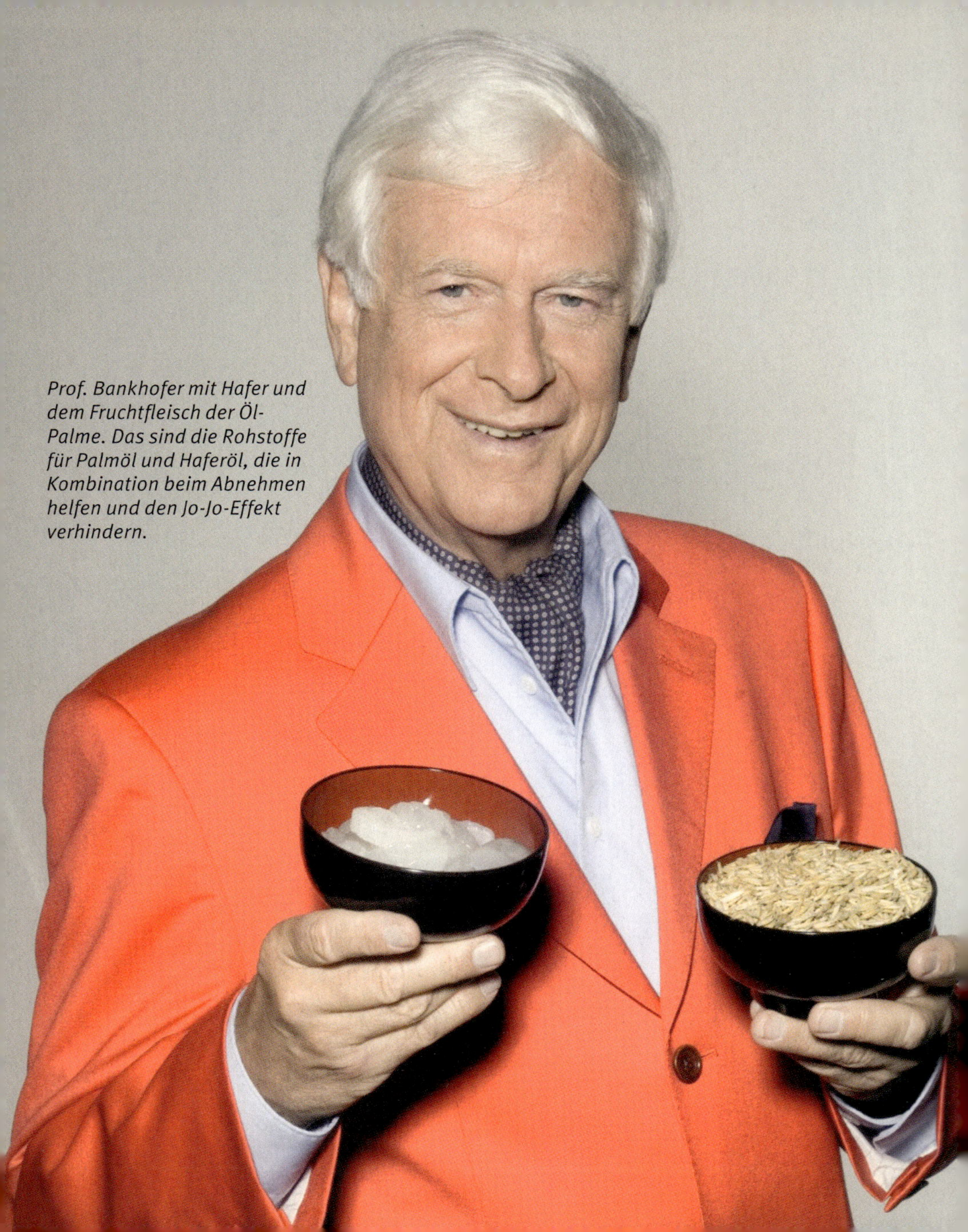

Prof. Bankhofer mit Hafer und dem Fruchtfleisch der Öl-Palme. Das sind die Rohstoffe für Palmöl und Haferöl, die in Kombination beim Abnehmen helfen und den Jo-Jo-Effekt verhindern.

Schwungvoll und mit guten Vorsätzen ins neue Jahr

Sie haben die Weihnachtsfeiertage stimmungsvoll im Kreis Ihrer Lieben verbracht? Kulinarische Köstlichkeiten wie feine Vanillekipferl und Lebkuchen, aber auch den Festtagsbraten und den guten Wein so richtig genossen? Und Sie sind feuchtfröhlich, in bester Stimmung ins neue Jahr gerutscht? Das ist wunderbar!

Leider haben Sie dabei einige Kilos zugenommen, vielleicht auch wieder zu viel geraucht, sind wenig an die frische Luft gekommen oder haben sich überhaupt zu wenig bewegt? Jetzt fühlen Sie sich ein wenig kraftlos und ausgelaugt? Das ist weniger wunderbar!

Im letzten Kapitel zeige ich Ihnen, wie Sie schwungvoll und mit guten Vorsätzen ins neue Jahr starten. Und: Wie Sie sich wieder frisch und munter fühlen und auch einige Kilos abnehmen können.

Gerade nach den Feiertagen ist das Alltagsleben wieder umso schwieriger, vor allem das zeitige Aufstehen in der Früh!

Doch nach dem Motto: „Morgenstund hat Gold im Mund“ gibt es einige Tipps und Tricks, wie Sie jetzt im neuen Jahr schon am Morgen „besser in die Gänge“ kommen:

- Stellen Sie den Wecker einfach 15 Minuten früher und nützen Sie diese Zeit für einige Fitnessübungen: Bleiben Sie ruhig im Bett liegen, atmen Sie tief durch, dann machen Sie einige Radfahr-Bewegungen mit den Beinen. Schließlich stehen Sie auf, stellen sich auf die Zehenspitzen und wippen Sie 20-mal auf und ab.

- Jetzt trinken Sie ein Glas Wasser – das ist wichtig für die Verdauung.

- Wenn Sie in der Früh Verspannungen im Nacken und im Rücken verspüren, stellen Sie sich aufrecht hin und heben und senken die Schultern. Sollten Sie Schmerzen im Kreuz haben, einfach die Pobacken zusammenkneifen.

- Sehr empfehlenswert ist zudem ein „Service“ für Ihre Wirbelsäule: Stellen Sie sich gerade hin, die Arme hängen neben dem Körper herab, die Handflächen weit nach vorne drehen, damit die Schultern gerade sind. Jetzt das Kinn zur Brust, einatmen und auf die Zehenspitzen erheben. In dieser Position kurz anhalten, dann die Füße wieder auf den Boden stellen und dabei ausatmen. Diese einfache, aber wirkungsvolle Übung sollte zehn Mal wiederholt werden.

- Ein spezieller Wärme- und damit auch Energiekick kommt vom Ingwertee: Einfach 2 bis 3 dünne Scheiben von einer frischen Ingwer-Wurzel in eine Tasse geben, mit kochendem Wasser übergießen, fünf Minuten ziehen lassen und dann in kleinen Schlucken trinken.

- Ein gesundes Frühstück gibt Kraft für den ganzen Tag: Bereiten Sie sich ein frisches Müsli mit kleinen Stücken frischem Obst, Fruchtjoghurt oder Milch zu, essen Sie Haferbrei, genießen Sie Vollkornbrot mit etwas Butter, Kräutertopfen, Tomaten, Radieschen oder Paprika. Wollen Sie sich in der Früh fit fühlen, können Sie bedenkenlos Schinken essen, dieser macht Sie munter! Auf Rührei allerdings sollten Sie verzichten, weil es durch das Fett, mit dem es zubereitet wird, müde macht.

Mit Palmöl und Haferöl brauchen Sie fürs Abnehmen keine Diät

Nach den üppigen Feiertagen haben viele wieder einige Kilos zugenommen. Und haben im neuen Jahr den guten Vorsatz gefasst, endlich schlanker zu werden.

Wer eine Diät durchführt, nimmt vielleicht kurzfristig ab. Kaum aber hört er mit der Diät auf, nimmt er schlagartig wieder zu. Man spricht in der Medizin vom Jo-Jo-Effekt. Dafür gibt es drei Gründe:

- Sobald jemand im Rahmen einer Diät entscheidend weniger isst, reagiert der Organismus sofort, stellt sich auf „schlechtere Zeiten“ ein und wertet das Wenige besser aus. Der Organismus funktioniert auf Sparflamme. Der Betroffene denkt ständig ans Essen und hat Hunger. Kaum ist die Diät vorbei, wertet der Körper auch die großen Portionen besser aus und man nimmt meist noch mehr zu.

- Einseitige Diäten, die extrem gegen die Essgewohnheiten gerichtet sind, bewirken nur am Anfang eine Gewichtsabnahme. Daher muss das Ernährungsprogramm immer ausgewogen sein.

- Ohne Bewegung geht es einfach nicht. Wer abnehmen will, muss parallel dazu moderaten Freizeitsport betreiben. Damit verhindert man, dass der Körper als erstes statt Fettdepots Muskelmasse abbaut. Wer sich bei einer Diät nicht bewegt, behält seine Fettpolster, verliert Muskelmasse und vergrößert nach der Diät seine Fettpolster.

Ernährungsfachleute haben deshalb ein spezielles Abnehm-Programm entwickelt, das als Basis eine gesunde, abwechslungsreiche Ernährung hat und zudem eine natürliche Methode aus der Ernährung anwendet: Wer dick ist und abspecken möchte, muss weniger essen, darf dabei aber niemals Hunger haben.

Diese Möglichkeit bietet ein Ess-Trick mit einer raffinierten Kombination von hochwertigen pflanzlichen Fetten und Galactolipiden: mit einem speziell behandelten Palmöl und Haferöl. Es handelt sich dabei um 100 Prozent natürliche Zutaten ohne Inhaltsstoffe, ohne Aroma-, Farb- und Süßstoffe. Es werden pure Natur-Aktivstoffe in konzentrierter Slim Cup-Form eingesetzt.

Und wie funktioniert das? Man nimmt mit der normalen Nahrung einen kleinen Becher mit dieser Emulsion aus Palmöl und Haferöl ein. Man kann diese zum Beispiel in Joghurt, Milch, Kaffee, Saucen oder Salatdressings mischen und nun geschieht etwas sehr Effektives: Die Fettverdauung beginnt ja bereits im Mund mit Hilfe von Zungenlipasen. Im Dünndarm greifen dann weitere Enzyme – die Pankreaslipasen – in die Fettverdauung ein. Lipasen können nur dann optimal arbeiten, wenn die Fette in kleinen Tröpfchen als Emulsion vorliegen. Diese Aufbereitung geschieht mit Hilfe von Gallensalzen in Magen und Darm. Wenn nun – wie bei der Slim Cup-Zufuhr von Palm- und Haferöl – unverdaute, emulgierte Lipide direkt in den letzten Abschnitt des Dünndarms geliefert werden, lösen diese ein Gefühl des Satt seins aus, auch wenn man weniger gegessen hat. Dieses Satt sein hält oft bis zu acht Stunden an. Das bedeutet: Man hat nicht nur zwischendurch weniger Hunger, sondern auch bei der nächsten Mahlzeit. Daher ist es sinnvoll, diesen Ernährungstrick am Morgen mit der Öl-Emulsion anzuwenden. Dann hat man zu Mittag weniger Hunger. Nachdem Palm- und Haferöl ihre Aufgabe erfüllt haben, werden sie mit der aufgenommenen Nahrung wie alle anderen Pflanzenfette normal verdaut. Dieser neue seriöse Sattmacher ist in Slim Cup-Form nur in der Apotheke erhältlich.

Dieser Trick ist eine gute und sinnvolle Ergänzung zu einer Diät, weil man nicht vom Hunger geplagt wird und trägt auch dazu bei, dass man das Gewicht nach der Diät gut halten kann. Der Erfolg mit der Fett-Emulsion im Kampf gegen Übergewicht wurde in mehreren Studien unter anderem an der Maastricht Universität in Holland, am Nordirland-Zentrum für Diäten und Gesundheit an der Universität von Ulster durchgeführt. Derzeit läuft eine Studie dazu in Wien von Prof. Dr. Martin Imhof und Frau Prof. Dr. Brigitte Schurz.

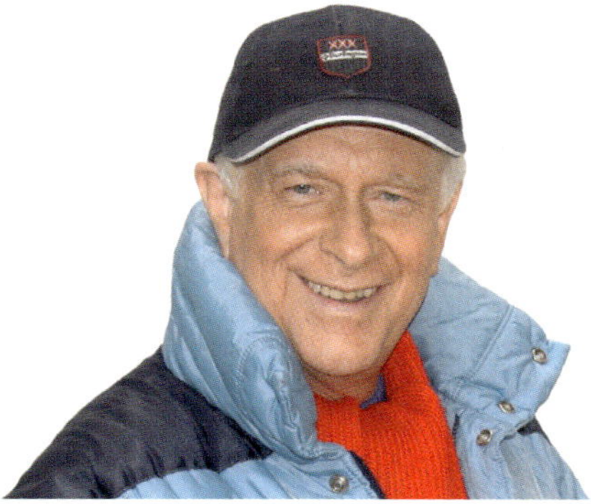

Kurzbiographie Prof. Hademar Bankhofer

Prof. Hademar Bankhofer, Jahrgang 1941, hat nach der Matura (Abitur) vorerst Jus, dann Publizistik, Germanistik und Philosophie an der Universität Wien studiert. Dann wurde er Reporter, Berichterstatter, schließlich stellvertretender Chefredakteur einer Wochenzeitung.

Sein stressiges Leben änderte sich komplett, als er den Radrennfahr-Weltmeister Ferry Dusika kennenlernte, der damals bereits Aufsehen erregende Hinweise über die Zusammenhänge von Gesundheit und Ernährung sowie Ernährung und Sport gab. Er wurde zum Lehrer Bankhofers, der ihn in das Wissen um die sinnvolle Vollwerternährung einweihte und ihn mit der Bedeutung von Vitaminen, Spurenelementen, Enzymen und Ballaststoffen vertraut macht.

Bankhofer begann, sein Leben komplett auf die Kraft der naturnahen Ernährung mit Kräutertees, Vollkornprodukten, viel frischem Obst und Gemüse – ohne Rauchen und Alkohol – umzustellen und die Lehren des gesunden Lebens auch anderen mitzuteilen. So wurde er Medizin-Journalist und Medizin-Publizist.

Heute ist er ein anerkannter Gesundheitsexperte, der seit 1985 im ORF in der Vorabendsendung „Willkommen Österreich" und seit dem Jahr 1996 im ARD-Morgenmagazin begeistert. Zudem ist er Autor von mehr als 40 Gesundheits-Ratgebern und Lehrbeauftragter an der Universität Leipzig.

Hademar Bankhofer, dem im Jahr 1991 vom österreichischen Wirtschaftsminister für seine medizinisch-wissenschaftliche Arbeit auf Vorschlag der Universität Wien der Berufstitel „Professor" verliehen wurde, lebt auch privat das, worüber er schreibt. Gemeinsam mit seiner Frau, mit der er seit 1969 verheiratet ist, wohnt er am Stadtrand von Wien und baut nach biologischen Grundsätzen sein eigenes Obst, Gemüse und viele Kräuter an. Den richtigen Naturdünger liefern seine drei zahmen, liebenswerten Ziegen Marie (Foto), Stephanie und Sophie.

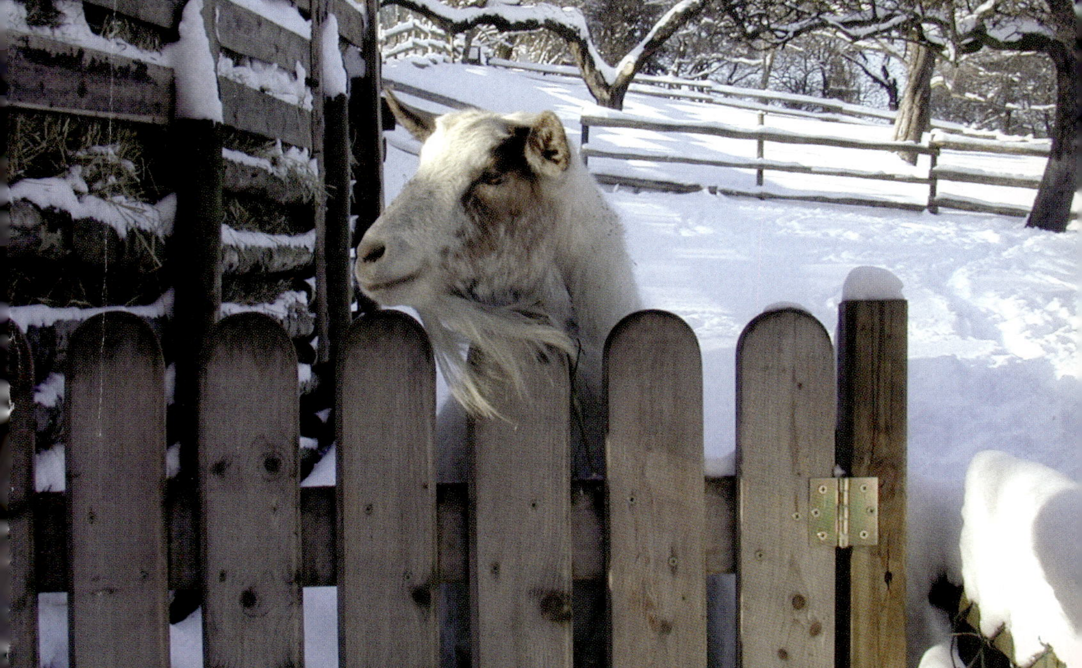